国医养生堂

居家必备

养生必知的
饮食宜忌

李宝珍◎编著

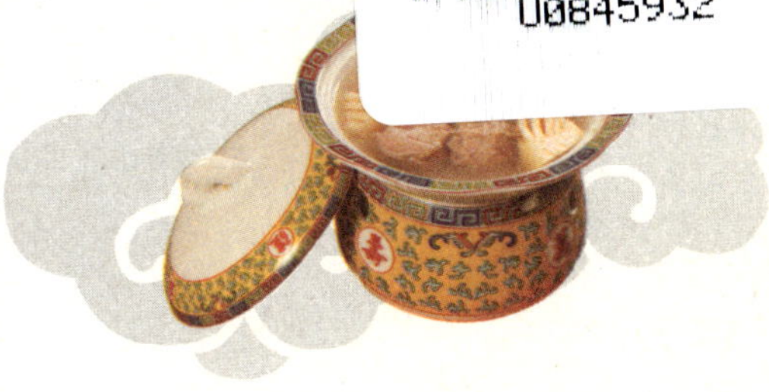

山西出版传媒集团
山西科学技术出版社

目录
contents

Part 01 蔬菜菌类

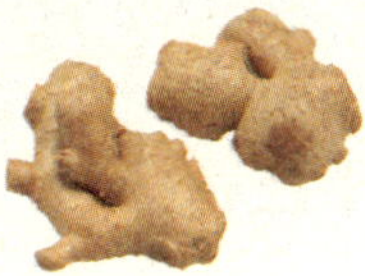

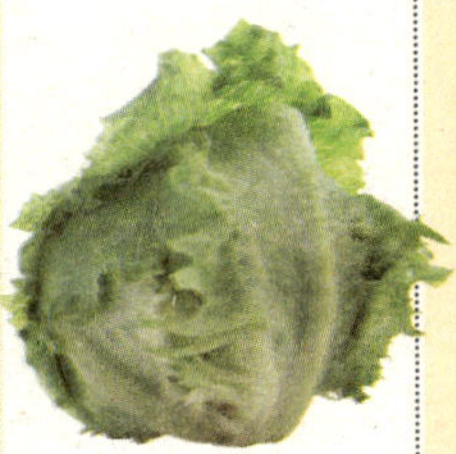

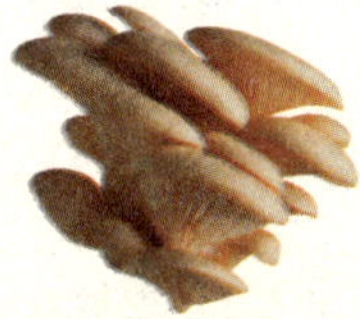

Part 02 畜禽蛋类

Part 03 水产品类

Part 04 五谷杂粮类

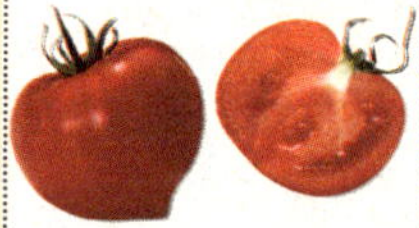

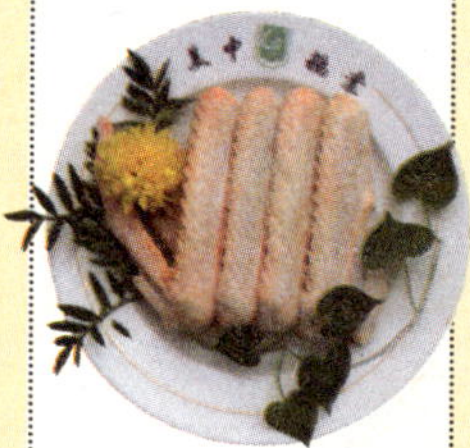

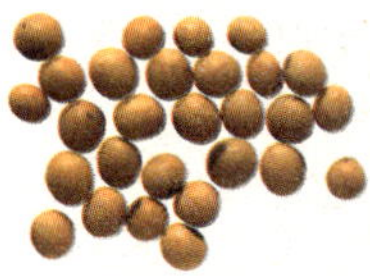

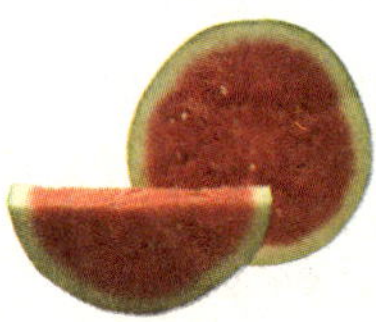

Part 05 水果类

Part 06 其他类

蔬菜菌类

油菜 youcai

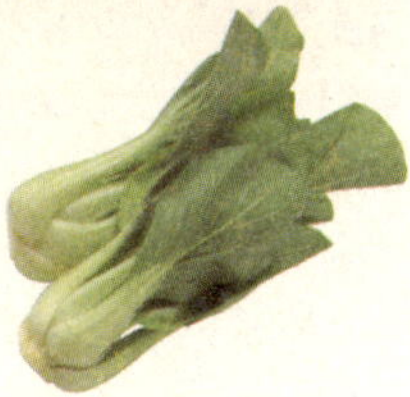

● **适用人群**／一般人

● **不适用人群**／脾胃虚弱者

油菜不仅含有丰富的胡萝卜素、维生素C和粗纤维，还含有大量的钙、磷、铁、钾、钠等矿物质。中医认为油菜的茎叶和种子有行血、破气、消肿、散结的功能，对医治吐血、痈肿、血痢、痔疮等疗效显著。

烹调宜忌

宜 1. 油菜要放进蔬菜洗涤液或淘米水中浸泡，再用清水冲洗。2. 油菜要现切现做，并用大火爆炒，这样既能保持口味鲜脆，又可使营养成分不被破坏。

忌 吃剩的油菜过夜后就不能吃了，以免造成亚硝酸盐沉积，从而引发癌症。

食用宜忌

忌 油菜性偏寒，凡脾胃虚寒、大便溏泻者不宜多食。

食物相宜相克

相宜食物／油菜＋香菇＝防便秘

相克食物／油菜＋黄瓜＝降低维生素C的吸收

油菜＋胡萝卜、南瓜＝降低维生素C的吸收

菠菜 bocai

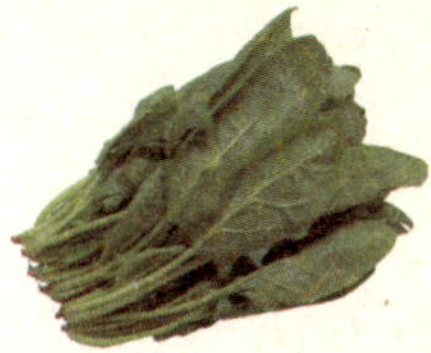

● **适用人群**／一般人、孕妇、糖尿病患者

● **不适用人群**／结石患者

菠菜含有大量的胡萝卜素和铁，是维生素B_6、叶酸、铁元素和钾元素的极佳来源，还含有大量的蛋白质，尤其在根部含量较高，并富含酶。常吃菠菜，令人面色红润，光彩照人，不患缺铁性贫血。

烹调宜忌

宜 菠菜烹熟后软滑，易消化，特别适合老、幼、病、弱者食用，但应焯水后再进行烹调，以降低草酸含量。

食用宜忌

宜 计算机工作者、爱美的人宜常吃菠菜。糖尿病患者经常吃菠菜，有利于血糖保持稳定。

忌 婴幼儿和缺钙、软骨病、肺结核、肾结石、腹泻者不宜食用没焯过的菠菜。

食物相宜相克

相宜食物／菠菜＋海带＝防止结石

● 菠菜和海带同食促使草酸钙溶解排出，防止结石。

菠菜＋猪肝＝防治贫血

● 猪肝富含叶酸、维生素 B_{12} 以及铁等造血原料；菠菜也含有较多的叶酸和铁。同食两种食物，一荤一素，相辅相成。

菠菜＋青椒＝保护眼睛

菠菜＋猪血＝润肠通便、清热润燥

相克食物／菠菜＋豆腐＝不利于钙的吸收，易形成肾结石

菠菜＋虾皮＝影响钙质吸收　菠菜＋乳酪＝影响钙质吸收

菠菜＋瘦肉＝影响铜的吸收

芹菜 qincai

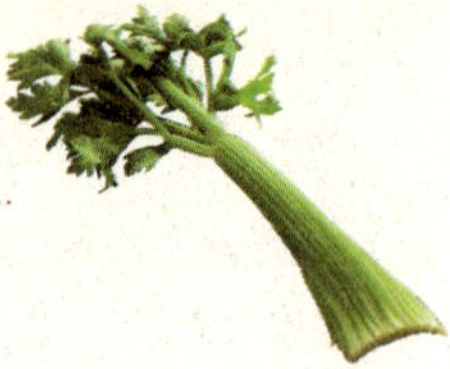

● **适用人群**／一般人、高血压患者

● **不适用人群**／脾胃虚寒、待生育者

芹菜含有多种营养素，不仅有丰富的胡萝卜素、维生素C和粗纤维，还含有大量的钙、磷、铁、钾、钠等矿物质。

烹调宜忌

宜 芹菜的叶比茎更有营养，吃芹菜时一定要连叶吃。

忌 烹调实心芹菜切丝切段均适宜，而空心芹菜不宜切丝，只能加工成段，否则容易从中断裂、翻卷不成形。

食用宜忌

宜 适宜高血压及其并发症患者食用，血管硬化、神经衰弱者也宜多吃。

忌 芹菜性凉质滑，脾胃虚寒者谨慎食用，血压偏低者也应慎用。

食物相宜相克

相宜食物／芹菜＋牛肉＝营养瘦身

● 牛肉补脾胃，芹菜清热利尿、降压、降胆固醇，还含有大量的粗纤维，两者相配不但能保证营养供应，还能瘦身。

芹菜＋豆干＝清肠排毒

● 芹菜含有丰富的纤维素，有通便作用；豆干具有清热润燥、生津解毒的功效，两者搭配，能清肠排毒，适合便秘者食用。

芹菜＋核桃＝润发、明目、养血，使人体获得更全面的营养

芹菜＋腌制食品＝可防癌

相克食物／芹菜＋黄豆＝影响铁的吸收

芹菜＋牡蛎＝降低锌的吸收

芹菜＋兔肉＝伤头发

芹菜＋甲鱼＝中毒

白菜 baicai

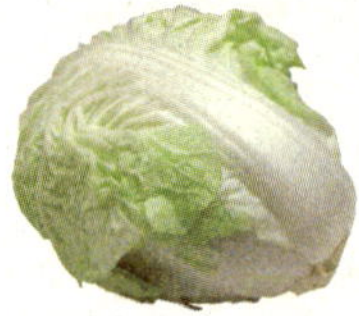

● **适用人群** / 一般人、心血管疾病患者

● **不适用人群** / 寒性体质、肠胃功能不佳、慢性肠胃炎患者

白菜含有蛋白质、脂肪、多种维生素和钙、磷、铁等矿物质，还含有大量的粗纤维，可以促进肠壁蠕动，帮助消化，防止大便干燥，保持大便通畅。

烹调宜忌

宜 切白菜时适宜顺丝切，这样白菜容易熟，且可以减少水分流失。

忌 烹调时，不宜用水煮焯、浸烫，以免损失大量水分。

食用宜忌

宜 习惯性便秘、伤风感冒、肺热咳嗽、咽喉发炎、腹胀及发热者适宜食用。

忌 1. 大白菜性凉偏寒，胃寒腹痛、大便溏泻及寒痢者不可多食。2. 忌吃腐烂的大白菜，大白菜在腐烂的过程中会产生毒素，所产生的亚硝酸盐能使血液中的血红蛋白丧失携氧能力，使人体严重缺氧，甚至危及生命。

食物相宜相克

相宜食物 / 白菜 + 猪肝 = 滋补

白菜 + 鲤鱼 = 改善妊娠水肿

白菜 + 猪肉 = 补充营养、通便

白菜 + 虾仁 = 防治牙龈出血，解热除燥

白菜 + 海带、海鱼等海产品 = 防止碘不足

白菜 + 辣椒 = 促进肠胃蠕动，帮助消化

相克食物 / 白菜 + 兔肉 = 腹泻或呕吐

生菜 shengcai

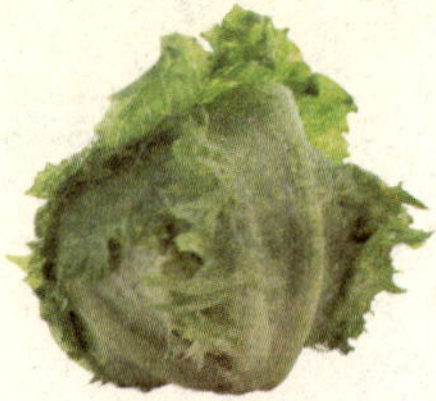

- 适用人群 / 老少皆宜
- 不适用人群 / 易尿频、胃寒者

食用宜忌

宜 失眠、胆固醇高、神经衰弱者适宜多吃。

忌 生菜性寒凉，尿频、胃寒者应少吃。

食物相宜相克

相宜食物 / 生菜 + 海带 = 促进铁吸收

生菜 + 豆腐 = 减肥健美

生菜 + 猪肝 = 补充全面营养

蕨菜 juecai

- 适用人群 / 老少皆宜
- 不适用人群 / 脾胃虚寒者

烹调宜忌

宜 炒蕨菜时，应先用水煮 3 分钟左右。

食用宜忌

宜 蕨菜中的粗纤维可促进肠道蠕动，是肥胖者的理想食品。

食物相宜相克

相宜食物 / 蕨菜 + 鸡蛋、肉类 = 营养均衡

相克食物 / 蕨菜 + 猪肝、黄豆、大米、猪肉、花生 = 破坏维生素 B_1

苋菜 xiancai

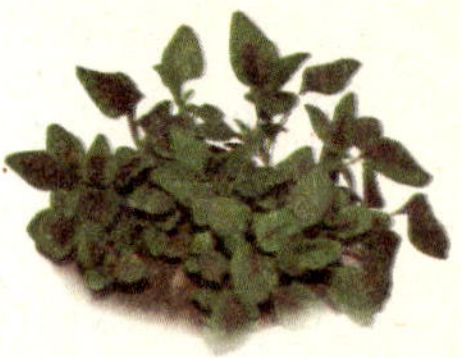

● **适用人群** / 孕妇临产、瘀血腹痛者

● **不适用人群** / 脾虚便溏、阴盛阳虚体质、慢性腹泻患者

苋菜营养成分很高，含有丰富的蛋白质、糖类、铁、磷、钙和维生素C，红苋中还含较多的钾、镁、钠等，苋叶中又含有高浓度赖氨酸，对人体生长发育有很大帮助。

烹调宜忌

宜 苋菜食用前，最好用开水焯烫，可以去除所含植酸以及菜上的农药。

忌 苋菜炒制时间不宜过长，以免菜中营养流失。

食用宜忌

宜 1. 苋菜清热解毒，适宜夏季食用。 2. 苋菜含有丰富的铁、钙和维生素K，有促进凝血、增加血红蛋白含量并提高氧携带能力、促进造血等功能，适宜贫血、骨折患者食用。3. 苋菜清热利尿，滑胎易产，故适宜孕妇临产时食用，与马齿苋同食更好；也适宜产后瘀血腹痛时食用。

忌 脾虚便溏，或胃肠有寒气，消化不良、容易发生腹泻者不要多吃。

食物相宜相克

相宜食物 / 苋菜 + 猪肝 = 增强人体免疫功能

苋菜 + 鸡蛋 = 增强人体免疫功能

相克食物 / 苋菜 + 螃蟹 = 中毒　　苋菜 + 鳖肉 = 难以消化

小贴士　苋菜的储存期不长，在7℃以下会发生冷害，购买后须快速预冷，最好8～10℃。储存后须避免长期冷凝水附着叶面，否则叶片极易腐烂。

圆白菜 yuanbaicai

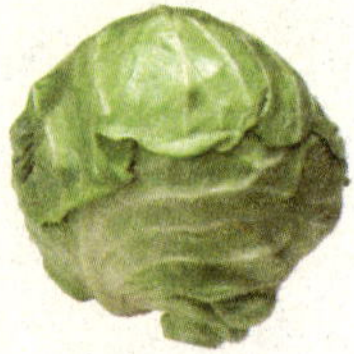

● **适用人群**／孕妇、消化道溃疡患者

● **不适用人群**／脾胃虚寒、消化不良患者

烹调宜忌

宜 急火快炒法损失维生素C最少。炒菜时，火力要大，待油温升高后再放入蔬菜，迅速成菜；做汤时，等汤煮开后再加菜，煮时应加盖。

忌 先用开水把菜烫一遍或放在开水锅里煮软后再炒，这种做法损失维生素、矿物质较多。

食用宜忌

宜 1. 圆白菜富含叶酸，孕妇、贫血患者适合多吃。2. 圆白菜对血糖、血脂有调节作用，是糖尿病和肥胖病患者的理想食品。

木耳菜 muercai

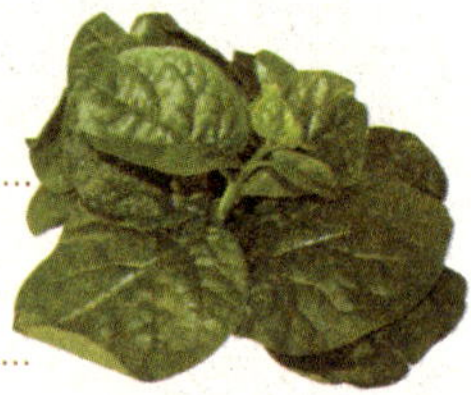

● **适用人群**／孕妇、消化道溃疡患者

● **不适用人群**／脾胃虚寒、消化不良患者

烹调宜忌

宜 木耳菜适宜素炒，要用大火快炒，若炒得过长易出黏液。

忌 炒木耳菜不宜放酱油。

食用宜忌

宜 经常食用木耳菜，有降血压、益肝、清热凉血、利尿、防止便秘等疗效，极适宜老年人食用。

韭菜 jiucai

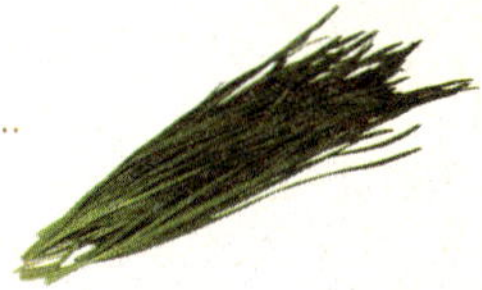

- **适用人群**／阳痿患者
- **不适用人群**／眼疾及胃病患者

韭菜含有蛋白质、脂肪、糖类、钙、磷、胡萝卜素、硫胺素、核黄素、抗坏血酸等营养成分，具有温中下气、补肾益阳等功效，还有很好的消炎杀菌作用。

烹调宜忌

宜 韭菜可炒食，荤素皆宜；还可做馅，风味独特。由于韭菜切开遇空气后，味道会加重，故烹调前切较好。

食用宜忌

宜 腰膝无力、肾虚者可常吃韭菜炒河虾。

忌 消化不良或肠胃功能较弱者，吃韭菜会烧心难受，不可多食。

食物相宜相克

相宜食物／韭菜＋鸡蛋＝补肾、行气、止痛

● 韭菜和鸡蛋混炒，有补肾、行气、止痛的作用，对阳痿、尿频、肾虚、痔疮及胃病有一定疗效。

相克食物／韭菜＋蜂蜜＝腹泻

● 韭菜味辛，性温热，与蜂蜜的性质相反，两者同食会引起腹泻等不良反应。

韭菜＋虾皮＝影响营养吸收

● 韭菜中有大量维生素，虾皮中钙的含量很高，维生素同钙相遇会产生反应，破坏人体对钙的吸收，维生素也会被消耗掉。

韭菜＋菠菜＝腹泻

韭菜＋牛肉＝发热动火

韭菜＋白酒＝上火、胃肠不适

韭菜＋牛奶＝影响钙质吸收

芦笋

lusun

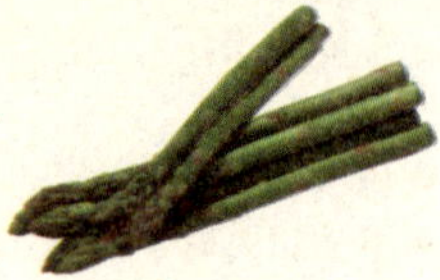

● **适用人群** / 心脏病、高血压、便秘患者

● **不适用人群** / 痛风、泌尿道结石患者

芦笋含有丰富的维生素，具有防治乳腺癌、肠癌、肺癌等功能。芦笋中还含有非常丰富的叶酸，是天然的抗氧化剂。

烹调宜忌

宜 1. 绿芦笋适宜鲜食，脆嫩清香，风味好，可做汤料，可炒、煮、炖、炸或凉拌；白芦笋适合加工做罐头。2. 芦笋烹调前，先切成条，用清水浸泡 20 ~ 30 分钟，可去苦味。

食用宜忌

宜 肿瘤患者、心脏病、高血压、肾虚、食欲不振、易燥热者尤其适合食用芦笋。芦笋含热量很低，还可用于减肥。

食物相宜相克

相宜食物 / 芦笋 + 猪肉 = 有利于人体对维生素 B_{12} 的吸收

● 芦笋中叶酸含量较高，猪肉中含有维生素 B_{12}，两者同食，有利于人体对维生素 B_{12} 的吸收和利用。

芦笋 + 百合、冬瓜 = 抗癌

● 芦笋与百合或冬瓜同食，可用于高血压、高血脂、动脉硬化、癌症等病症的辅助治疗。

芦笋 + 色拉 = 排毒养颜

小贴士

1. 芦笋熬汤，每天早晚各食用一次，每次 4 汤勺，对早期癌症患者大有帮助。2. 平时贮存要避免阳光照射，先放进保鲜袋再放入冰箱，应趁鲜食用。

莴苣 wojù

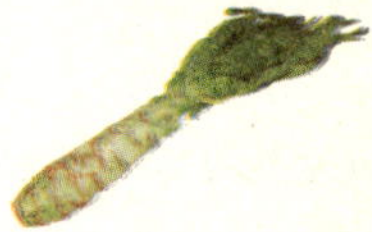

● **适用人群** / 神经官能症、高血压、失眠患者

● **不适用人群** / 视力弱、眼疾、夜盲症患者

莴苣含钙、磷、铁较多，还含有多种维生素，特别是含有丰富的维生素E，有减缓人体衰老、防止皮肤色素沉着的作用，能使皮肤滋润健康，并有良好的健美效果。莴苣肉质细嫩，生吃热炒均相宜。

烹调宜忌

宜 1. 为避免烟酸的丢失，莴苣应先洗后切。2. 莴苣叶营养价值更高，钙含量是茎的15.6倍，胡萝卜素含量是茎的112倍，维生素 B_1 含量是茎的2倍，维生素 B_2 含量是茎的5倍，维生素C含量是茎的10倍。

忌 莴苣怕咸，盐要少放一点。

食用宜忌

宜 1. 莴苣叶的营养价值比茎高，应叶茎同食；莴苣含糖量偏低，还有含量颇丰富的烟酸，是胰岛素激活剂，糖尿病患者食之有益。2. 莴苣中的钾是钠的27倍，有利于促进排尿，维持水平衡，对高血压和心脏病患者大有裨益。

忌 视力弱者、有眼疾者，特别是有夜盲症的人不宜多食，因为莴苣中的生化物对视神经有刺激作用，会引起头昏嗜睡的中毒反应。

食物相宜相克

相宜食物 / 莴苣 + 蒜苗 = 防治高血压

● 莴苣有利五脏、顺气通经脉、健筋骨、洁齿、清热解毒等功效；蒜苗能解毒杀菌。两者同食可以防治高血压。

相克食物 / 莴苣 + 蜂蜜 = 腹泻

● 蜂蜜的食物药性凉，莴苣性冷，两者同食，不利肠胃，易致腹泻。

竹笋

zhusun

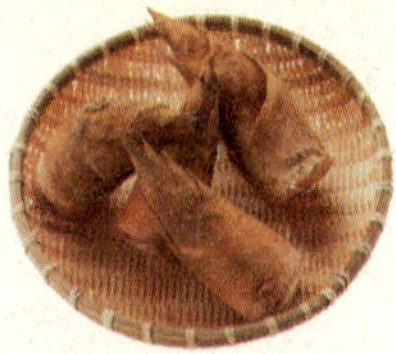

● **适用人群** / 糖尿病、哮喘、水肿患者

● **不适用人群** / 胃肠不佳、痛风患者

竹笋富含粗纤维、微量元素以及多种维生素和氨基酸，具有低脂肪、低糖类、高纤维素等特点，有清热化痰、利水消肿、润肠通便等功用。

烹调宜忌

忌 加工竹笋时，尽量不要用刀削，因为竹笋肉一遇铁往往会变硬、发死。

食用宜忌

忌 竹笋中含有较多的草酸，会影响人体对钙的吸收，儿童及有尿路结石者不宜食用；对竹笋过敏者忌食。

食物相宜相克

相克食物 / 竹笋 + 山楂 = 破坏维生素 C

● 竹笋中含有大量的维生素 C 分解酶，易将山楂中的维生素 C 分解破坏，因此两者不宜同食。

竹笋 + 红糖 = 生成有害物质

● 红糖性温，竹笋性寒，两者为性能相克食物；同时，竹笋中的氨基酸在加热过程中易与红糖生成赖氨酸糖基，对人体有害。

竹笋 + 豆腐 = 易生结石

竹笋 + 鹧鸪肉 = 易产生腹胀

小贴士

1. 鲜竹笋的根煮水代茶常饮，可降低血中胆固醇，有减肥，治疗高血脂、高血压的作用。2. 鲜竹笋与鲫鱼煮汤食用，可以有效缓解小儿麻疹和水痘初期的发热口渴、小便不利。

茭白 jiaobai

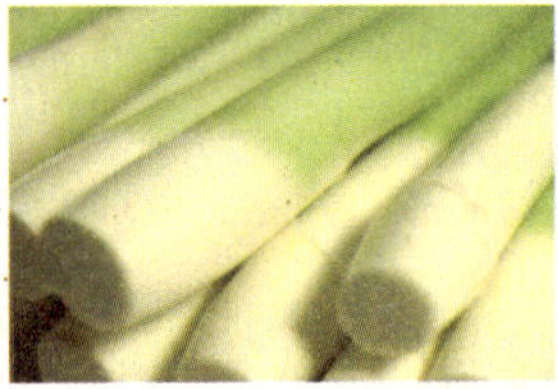

● **适用人群** / 醉酒者

● **不适用人群** / 尿路结石、肾脏疾病患者

烹调宜忌

忌 茭白不可生食，易引起姜片虫病。

食用宜忌

宜 茭白可以退黄疸、通乳汁，适合黄疸型肝炎患者和产后乳少者食用。

食物相宜相克

相宜食物 / 茭白 + 芹菜 = 降血压

相克食物 / 茭白 + 豆腐 = 易形成结石　茭白 + 蜂蜜 = 引发痼疾

荠菜 jicai

● **适用人群** / 醉酒者

● **不适用人群** / 体质虚寒者

烹调宜忌

忌 做荠菜时，最好不要加蒜、姜、料酒来调味，以免破坏荠菜本身的清香味。

食用宜忌

宜 荠菜煮粥，对头晕目眩、体质衰弱的中老年人很有好处，对小儿消化不良也有特效。

绿豆芽 lüdouya

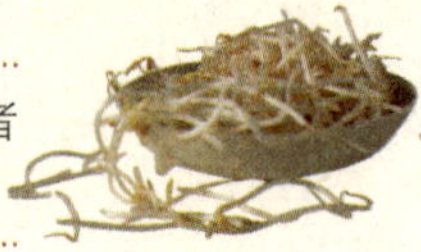

● **适用人群** / 便秘、心血管疾病、消化道癌症患者

● **不适用人群** / 脾胃虚寒者

烹调宜忌

宜 绿豆芽性寒，烹调时应配上一点姜丝，以中和它的寒性；炒绿豆芽时，可适当加些醋，以保存水分和维生素 C。

食用宜忌

宜 绿豆芽中含有核黄素，口腔溃疡者很适合食用。血压偏高或血脂偏高者，嗜烟酒肥腻者，也应常吃绿豆芽。

忌 绿豆芽纤维较粗，不易消化，且性质偏寒，所以脾胃虚寒者不宜久食。

黄豆芽 huangdouya

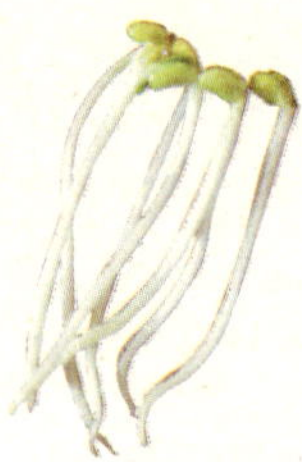

● **适用人群** / 癌症、矽肺、肥胖病、便秘者

● **不适用人群** / 腹泻、脾胃虚寒者

烹调宜忌

宜 最好是用强火短时间烹调，更容易保持豆芽的营养。烹调时，可适当加些醋，能防止营养成分的流失。炒黄豆芽时，可在锅中先放少量料酒，然后再放盐，这样可以除去黄豆芽的豆腥味。

食物相宜相克

相宜食物 / 黄豆芽 + 黑木耳 = 提供全面营养

黄豆芽 + 牛肉 = 预防感冒、防止中暑

土豆 tudou

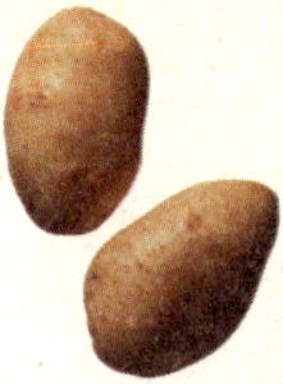

- **适用人群** / 高血压、高血脂、关节疼痛者
- **不适用人群** / 孕妇

土豆具有和胃调中、健脾益气、补血强肾等多种功效。其富含维生素、钾、纤维素等，可预防癌症和心脏病，帮助通便，并能增强机体免疫力。

烹调宜忌

宜 土豆切完、冲洗后要先晾干，再放到锅里炒，这样它就不会黏在锅底了。土豆只应削掉薄薄的一层皮，因为土豆皮下面的汁液有丰富的蛋白质。

忌 削皮后的土豆如不马上烧煮，应浸在凉水里，以免发黑，但不能浸泡太久，以免其营养成分流失。

食用宜忌

宜 土豆含蛋白质低、含钾量高，适合低蛋白饮食的肾病患者食用。土豆也可作为糖尿病患者的日常饮食，它不会使血糖升高，又可以增加饱腹感。

食物相宜相克

相宜食物 / 土豆 + 醋 = 分解有毒物质

● 土豆营养丰富且养分平衡，但它含微量有毒物质龙葵素。若加入醋，则可有效分解有毒物质。

土豆 + 全脂牛奶 = 提供全面营养素

土豆 + 豆角 = 防治急性肠胃炎、呕吐腹泻

土豆 + 牛肉 = 保护胃黏膜

相克食物 / 土豆 + 香蕉 = 面部生斑

土豆 + 番茄 = 导致食欲不佳，消化不良

胡萝卜 huluobo

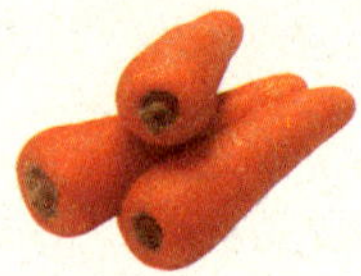

● **适用人群**／糖尿病、夜盲症、便秘、百日咳患者

● **不适用人群**／脾胃虚寒者

胡萝卜除了含有蛋白质、脂肪、糖类以及较多的钾、钙、磷、铁等无机盐外，还含有丰富的胡萝卜素，可以保护视力、减缓身体衰老、防癌，提高人体免疫力。

烹调宜忌

宜 胡萝卜素是一种脂溶性物质，消化吸收率极差，烹调时应与油脂一起。因此，胡萝卜应用食油烹制，熟食比生吃营养价值高。

忌 烹制胡萝卜时不要放醋，否则会使胡萝卜中的维生素A原遭到破坏。

食用宜忌

宜 胡萝卜含有一种能降低血糖的物质，是糖尿病患者的健康食品。胡萝卜还含大量胡萝卜素，会在体内变成维生素A，可以提高机体抵抗力。

忌 胡萝卜外皮所含的维生素比里面多得多，吃时千万别把外皮去掉，以免造成不必要的营养损失。如果将含有丰富胡萝卜素的胡萝卜汁与酒精一同摄入体内，就会在肝脏中产生毒素，引起肝病。因此，不要在饮用胡萝卜汁后饮酒，或是在饮酒之后饮用胡萝卜汁。

食物相宜相克

相宜食物／胡萝卜＋山药、猪肚、黄芪＝健胃补脾

胡萝卜＋蜂蜜＝排毒

胡萝卜＋圆白菜＝有效减少癌细胞的产生

胡萝卜＋油＝提高人体对胡萝卜素的吸收

相克食物／胡萝卜＋辣椒＝破坏维生素C

胡萝卜＋白萝卜＝降低营养价值

胡萝卜＋醋＝破坏胡萝卜素

萝卜 luobo

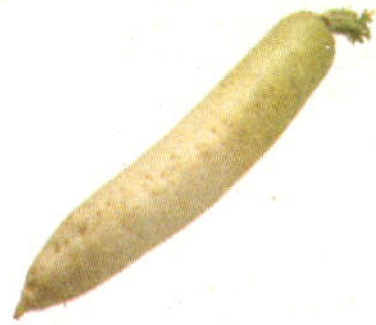

- **适用人群** / 大便不畅、胃胀烧心者
- **不适用人群** / 脾胃虚寒者

萝卜含有淀粉酶和芥子油成分，能促进胃肠蠕动、增强食欲、帮助消化。萝卜味甘辛、性凉，有下气定喘、止咳化痰、利大小便和清热解毒的功效。萝卜含有的淀粉酶还能分解致癌物亚硝胺，起防癌作用。

烹调宜忌

宜 萝卜顶部 3~5 厘米处维生素 C 含量最多，宜切丝、条，快速烹调；萝卜中段含糖较多，质地较脆嫩，可做凉拌菜；萝卜从中段到尾段，有较多的淀粉酶和芥子油，有些辛辣，削皮生吃，适宜糖尿病患者。

食用宜忌

宜 生萝卜汁加蜂蜜，可作为高血压和动脉硬化患者的辅助食疗品。白萝卜洗净切片或丝，加糖食用，有降气化痰平喘的作用，适合急慢性气管炎患者及咳嗽、痰多、气喘者食用。

忌 萝卜为寒凉蔬菜，阴盛偏寒体质者、脾胃虚寒者不宜多食，胃及十二指肠溃疡、慢性胃炎、先兆流产等患者忌食萝卜。在服用人参、西洋参、地黄和首乌时也应忌食萝卜。

食物相宜相克

相宜食物 / 萝卜 + 豆腐 = 帮助人体吸收豆腐的营养

- 豆腐属于植物蛋白质，多吃易消化不良；萝卜尤其是白萝卜易消化，若与豆腐同食，可帮助人体吸收豆腐的营养。

萝卜 + 紫菜 = 清肺热、治咳嗽

相克食物 / 萝卜 + 人参 = 功能相抵，影响滋补作用

萝卜 + 橘子等水果 = 易诱发甲状腺肿大

萝卜 + 黑木耳 = 皮炎

荸荠 biqi

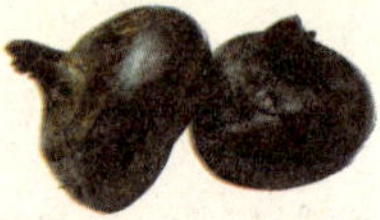

● **适用人群**／发热病人，麻疹、流行性脑膜炎患者

● **不适用人群**／脾肾虚寒、血瘀者

荸荠味甘、性微寒，有清热止渴、温中益气、消食化痰、清风解毒等功效，可治小儿麻疹、咽喉肿痛、肺热咳嗽、大便干燥等症，还可预防流脑。荸荠含有一种不耐热的抗菌成分——荸荠英，它对金黄色葡萄球菌、大肠杆菌、产气杆菌及绿脓杆菌有抑制作用，是治疗急性肠胃炎的佳品。

烹调宜忌

宜 荸荠的表皮极易带菌，烹制前必须洗净、去皮，最好用开水烫一下。

食用宜忌

宜 荸荠可消宿食，适合饭后食用。荸荠用水煎服，能利尿排淋，对尿道感染患者有辅助治疗作用。

忌 荸荠性寒，脾胃虚寒者不要食用。

食物相宜相克

相宜食物／荸荠＋核桃＝有利于消化

● 荸荠是寒性食物，有清热泻火、通便解毒的良好功效；核桃仁味甘性温，能补肾润肠，促进消化，若与荸荠搭配，既有利于消化，又可缓解荸荠的寒性。

荸荠＋香菇＝补气强身、益胃助食

荸荠＋黑木耳＝补气强身、益胃助食

小贴士

1. 荸荠捣烂外敷，可治妇女乳头皲裂。2. 鲜荸荠掰开，用其白肉擦长疣的部位，每日3~4次，每次擦至疣的角质层软化、脱落，并微出血为止，连用7~10天，即可治愈。3. 荸荠榨汁滴眼，可治疗白内障。

藕 ou

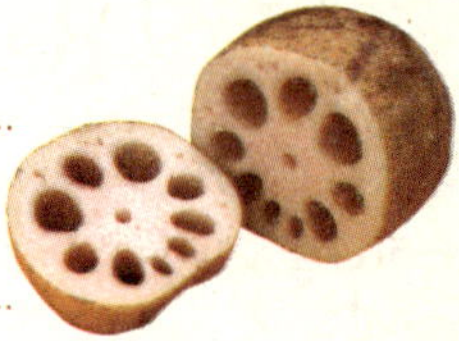

- **适用人群** / 食欲不振、肠炎患者，中老年人
- **不适用人群** / 产妇

烹调宜忌

宜 藕切片后放入烧开的水中片刻，捞出后放在清水中冲洗，可使藕不变色，还能保持爽脆。炒藕片时速度要快，爆炒几下即可出锅。

食用宜忌

宜 口鼻容易出血的人，可多吃些藕，有收敛止血的功效。

忌 生藕性偏凉，故产妇不宜过多食用。

百合 baihe

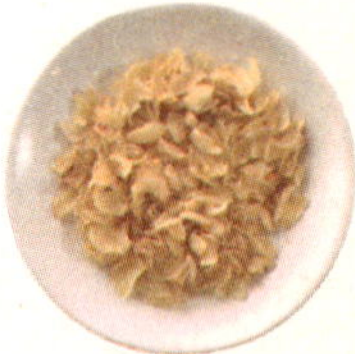

- **适用人群** / 哮喘、肺燥者
- **不适用人群** / 风寒咳嗽、虚寒出血、脾胃不佳者

食用宜忌

宜 鲜百合有镇静止咳作用，适用于肺结核、咳嗽、咯血等症。

忌 百合性寒黏腻，脾胃虚寒者不宜多食。

食物相宜相克

相宜食物 / 百合 + 鸡蛋 = 滋阴润燥、清心安神

百合 + 猪肉 = 营养丰富

● 百合性平，含多种生物碱，具有润肺清热、益气安神等功效；瘦肉含有丰富的动物性蛋白质，与百合搭配，效果更好。

山药 shanyao

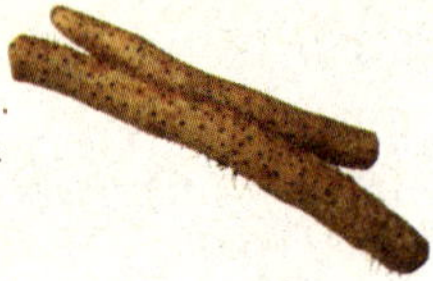

● **适用人群** / 手足冻疮、心腹虚胀、湿热虚泄者

● **不适用人群** / 大便燥结者

烹调宜忌

宜 做山药泥时，将山药先洗净再煮熟去皮，这样不麻手，而且山药洁白如玉。削皮的山药可以放入醋水中，以防止变色。山药生吃比煮着吃更容易发挥其所含的酶的作用；山药切碎比切成片食用更容易消化吸收其中的营养物质。

食用宜忌

忌 山药有收涩的作用，所以大便干燥者不宜食用。

魔芋 moyu

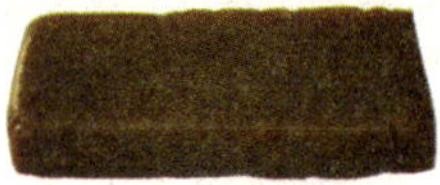

● **适用人群** / 癌症、矽肺、肥胖病、便秘者

● **不适用人群** / 腹泻、脾胃虚寒者

烹调宜忌

宜 1. 生魔芋有毒，须煮 3 小时以上才可食用。2. 烹制魔芋时，可以先用手或勺子将其捣碎，这样既容易熟，又容易入味。

食用宜忌

宜 魔芋能延缓葡萄糖的吸收，降低餐后血糖，使糖尿病患者的糖代谢处于良性循环中。

忌 每次不宜吃得过多，以每人每餐 80 克左右为宜。

洋葱 yangcong

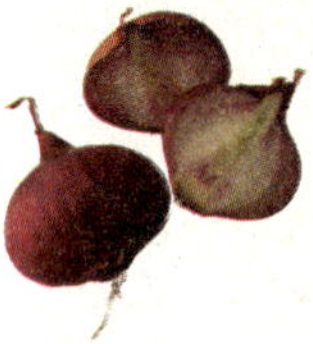

● **适用人群** / 高血压、动脉硬化等心血管疾病患者

● **不适用人群** / 皮肤瘙痒、眼疾、胃病等患者

洋葱中含有微量元素硒，可降低癌症的发生率。洋葱还具有平肝润肠、降血糖的作用，可以刺激食欲、帮助消化、祛痰利尿、预防感冒以及抑菌防腐。

烹调宜忌

宜 切洋葱前把刀放在冷水里浸一会儿，再切洋葱就不会刺眼睛了。

食用宜忌

宜 糖尿病患者每餐食用洋葱 25~50 克，能起到较好的降低血糖和利尿的作用。

食物相宜相克

相宜食物 / 洋葱 + 鸡蛋 = 提高人体对维生素 C 和维生素 E 的吸收率

● 洋葱中含有丰富的维生素 C，但易被氧化；鸡蛋中的维生素 E 可以有效防止维生素 C 的氧化。两者同食，可以提高人体对维生素 C 和维生素 E 的吸收率。

洋葱 + 火腿 = 防止有害物质生成

● 洋葱中含有丰富的维生素 C，能防止火腿中的亚硝酸盐在人体内转化为亚硝酸胺。两者同食，可以防止有害物质生成。

洋葱 + 大蒜 = 抗癌

● 大蒜含有大蒜素和含巯基的化合物，能阻断致癌物质亚硝胺的合成，可抗菌消炎，减少慢性炎症的癌变机会；洋葱除含有与大蒜中相同的一些抗癌物质外，还含有谷胱苷肽，能与致癌物质结合，有解毒作用。两者搭配，有抗癌作用。

相克食物 / 洋葱 + 蜂蜜 = 伤眼睛

豌豆 wandou

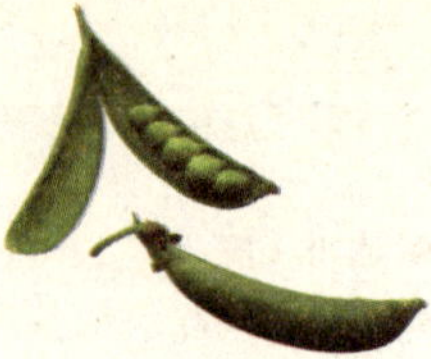

● **适用人群** / 糖尿病、水肿、脚气患者

● **不适用人群** / 脾胃较弱者

烹调宜忌

忌 做豌豆菜肴时不要用硬水（水中含钙、镁离子浓度超标），否则豌豆咬不开、嚼不烂。

食用宜忌

宜 豌豆蛋白质含量较高，是宝宝长身体的好帮手。

忌 吃过多的豌豆，容易引起儿童腹胀，因而不宜长期大量食用。

茼蒿 tonghao

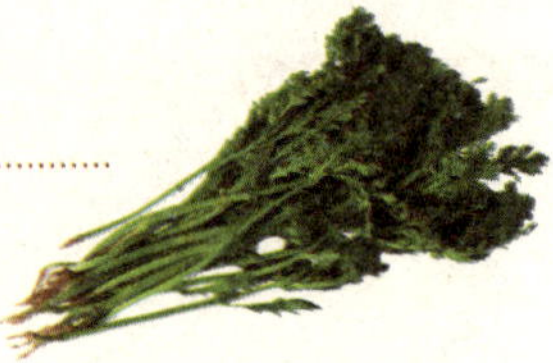

● **适用人群** / 咳嗽痰多、脾胃不和、记忆力减退、习惯性便秘患者

● **不适用人群** / 胃虚腹泻者

烹调宜忌

忌 茼蒿最好的烹饪方法是汆汤或凉拌。

食用宜忌

宜 茼蒿对慢性肠胃病和习惯性便秘有一定疗效。

忌 茼蒿气浊，上火，一次不要吃得太多。

茄子 qiezi

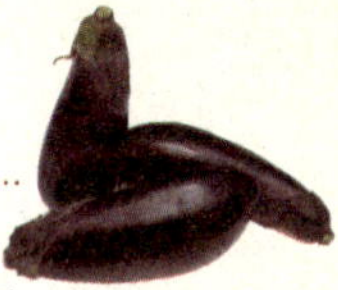

● **适用人群**／便秘、发热、高血压、动脉硬化患者

● **不适用人群**／虚寒腹泻、孕妇、皮肤疮疡、目疾患者

茄子中维生素P含量高，能使血管壁保持弹性，防止硬化和破裂，常吃有助于防治高血压、冠心病、动脉硬化和出血性紫癜。茄子含有龙葵素，对胃及十二指肠溃疡、慢性胃炎、消化系统疾病有一定疗效。

烹调宜忌

宜 切开的茄子可用清水浸泡，烹制前再捞出，这样可防止茄子变黑。

忌 油炸会使茄子中的类黄酮严重损失，使茄子的保健作用大打折扣。过老过熟的茄子不宜食用，容易中毒。

食用宜忌

忌 茄子属凉性食物，消化不良、容易腹泻者不宜多食。

食物相宜相克

相宜食物／茄子＋猪肉＝降低胆固醇的吸收

● 猪肉中的胆固醇含量较高；茄子的纤维中含有皂草苷，可以降低胆固醇。两者搭配，营养价值更高，可以降低胆固醇的吸收率。

茄子＋鸡蛋＝降低胆固醇的吸收

● 鸡蛋含有较多的胆固醇，而茄子中含有大量皂草苷，它具有降低胆固醇的作用。两者同食，有利于降低胆固醇的吸收率。

茄子＋鳗鱼＝降低胆固醇的吸收

相克食物／茄子＋螃蟹＝伤损肠胃

● 螃蟹肉性味咸寒，茄子甘寒滑利，两者同属寒性，食用有损肠胃，常常会导致腹泻，特别是脾胃虚寒的人更忌同食。

茄子＋黑鱼＝有损肠胃

青椒 qingjiao

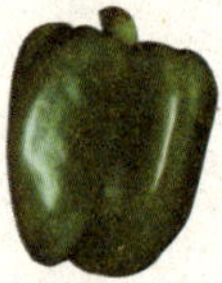

● **适用人群** / 食欲不佳、伤风感冒、风湿性疾病患者

● **不适用人群** / 溃疡、食管炎、咳喘患者

青椒含有抗氧化的维生素和微量元素，能增强体力，缓解因工作、生活压力造成的疲劳。青椒还富含维生素C和维生素K，可以防治坏血病，对牙龈出血、贫血等具有辅助治疗作用。

烹调宜忌

宜 急火快炒，可使青椒保持其原有的色味。

忌 炒青椒不要用酱油，如果用酱油，菜色就会变暗，味道也不清香。

食用宜忌

宜 春季可多吃些青椒，对恢复体力、消除春困很有好处。青椒具有的独特香味，还能起到开胃、增进食欲的作用。

食物相宜相克

相宜食物 / 青椒 + 谷类 = 有利于维生素 C 的吸收

● 青椒富含维生素 C，与谷类同食，谷类中所含的维生素 E 可以防止维生素 C 被氧化，有利于人体吸收营养。

青椒 + 鸡蛋 = 有利于维生素的吸收

● 青椒含丰富的维生素 C，但易被氧化；鸡蛋中所含的维生素 E 可以防止维生素 C 被氧化。两者同食，有利于维生素的吸收和利用。

青椒 + 猪肝 = 补血

● 猪肝中铁元素的含量高；青椒中的维生素 C 可促进人体对铁的吸收。两者搭配，补血效果更强。

相克食物 / 青椒 + 黄瓜 = 破坏维生素 C

番茄 fanqie

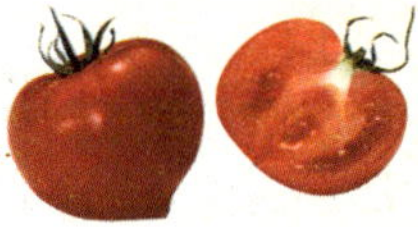

● **适用人群** / 体弱血虚、高血压、肝炎患者

● **不适用人群** / 急性肠胃炎、急性细菌性痢疾患者

番茄含有番茄红素，具有预防前列腺癌的功效。番茄还可以治疗牙龈出血，增强人体抵抗力，促进伤口愈合，且有祛除斑痕、抗皮肤老化、护肤美容的作用。另外，番茄汁还对消除狐臭有一定作用。

烹调宜忌

宜 1. 烧煮番茄时稍加些醋，可以破坏番茄中的有害物质番茄碱。2. 如果要生吃番茄最好还是用开水烫一下表皮，促使番茄红素释放，还能杀除表皮部分细菌。

食用宜忌

宜 1. 适宜发热口干，暑热烦渴，食欲不振之时食用。2. 适宜高血压、肾脏病、心脏病、肝炎、眼底出血者食用。3. 适宜维生素 C 缺乏者、烟酸缺乏者、糖尿病、牙龈出血者食用。4. 适宜作为美容保健食品。

忌 1. 番茄性寒，胃寒者忌食。2. 女子月经期间有痛经史者忌用。3. 生番茄含有毒性物质番茄碱，食后会使人头昏、恶心，忌大量食用。

食物相宜相克

相宜食物 / 番茄 + 芹菜 = 降压、健胃消食

● 芹菜含有丰富的膳食纤维，有明显的降压作用；番茄可健胃消食，对高血压、高脂血症患者尤为适用。

番茄 + 鸡蛋 = 有利于吸收营养

相克食物 / 番茄 + 黄瓜 = 破坏维生素 C

番茄 + 猪肝 = 破坏维生素 C

番茄 + 鱼肉 = 抑制铜的释放量

番茄 + 南瓜 = 破坏维生素 C

菜花 caihua

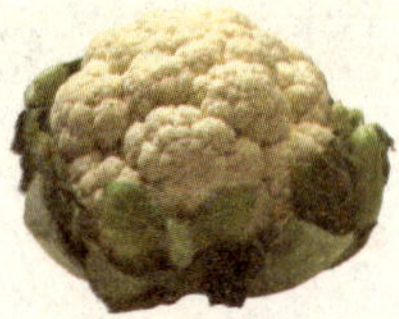

● **适用人群** / 有抗癌效果，心脏病、中风患者
● **不适用人群** / 红斑狼疮患者、尿少或者无尿者

常吃菜花有清咽、开音、润肺、止咳的功效。菜花是含有类黄酮最多的食物之一，可以防止感染，阻止胆固醇氧化，防止血小板凝结成块，从而减少心脏病与中风的危险。常吃菜花还可以增强肝脏的解毒能力，提高机体的免疫力。

烹调宜忌

宜 菜花放在盐水里浸泡几分钟，可以清除菜虫和残留的农药。为了减少维生素 C 和抗癌化合物的损失，先将菜花用沸水焯一下，然后再急火快炒。炒菜花时，如果加少许牛奶，会使成品更加白嫩可口。

食用宜忌

宜 菜花含少量致甲状腺肿的物质，需要通过食用足量的碘来中和，如碘盐、海鱼、海味食物和海带、紫菜等。

食物相宜相克

相宜食物 / 菜花 + 牛肉 = 帮助吸收维生素 B_{12}

● 菜花中含有大量叶酸，有利于人体更好地吸收牛肉中所含的维生素 B_{12}，对身体更有好处。

相克食物 / 菜花 + 猪肝 = 影响人体对微量元素的吸收

菜花 + 笋瓜 = 破坏维生素 C 的吸收

小贴士

菜花与大米煮粥，加入适量红糖和菜油，早晚服用，可活血美容、润肠通便。

西葫芦 xihulu

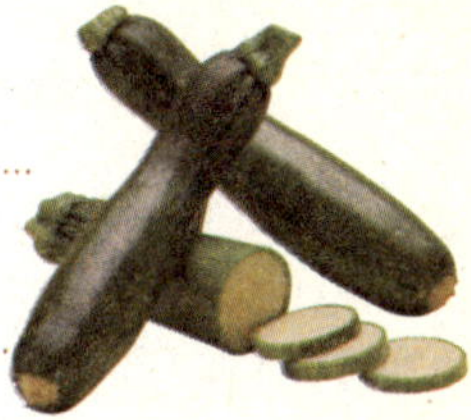

● **适用人群**／糖尿病、水肿腹胀患者

● **不适用人群**／脾胃湿寒者

烹调宜忌

宜 制作西葫芦前，应该先将西葫芦去皮，再用清水冲洗干净。

食用宜忌

宜 西葫芦营养丰富，含钠盐较低，糖尿病患者可以多食、常食。把西葫芦片放入炒锅后，立即淋几滴醋，再加一点番茄酱，可使西葫芦片脆嫩爽口。

黄花菜 huanghuacai

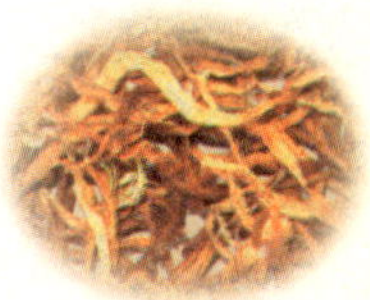

● **适用人群**／口干舌燥、大便带血、小便不利患者

● **不适用人群**／支气管哮喘患者

烹调宜忌

宜 食用鲜黄花菜时，先用开水焯过，再用清水浸泡 2 个小时以上，否则会引起中毒。

食用宜忌

宜 黄花菜对吐血、大便带血、小便不通、失眠、乳汁不下等症有疗效，可作为病后或产后的调补品。

黄瓜 huanggua

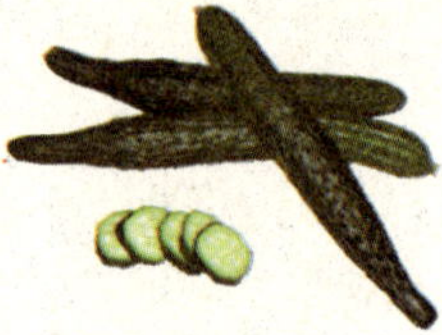

● **适用人群** / 肥胖病、高胆固醇、动脉硬化、糖尿病患者

● **不适用人群** / 肝病、心血管病、肠胃病患者

黄瓜味甘性凉，富含水分和多种矿物质，具有清热、利尿、解毒的功效，对除湿、润肠、镇痛也有明显效果。

烹调宜忌

忌 黄瓜尽量不要与蔬果一起食用，否则会影响对维生素 C 的吸收。

食用宜忌

宜 黄瓜有降血糖的作用，适合糖尿病患者食用。

忌 慢性支气管炎与脾胃虚寒者不宜多食。

食物相宜相克

相宜食物 / 黄瓜 + 蜂蜜 = 润肠通便

● 黄瓜含有细纤维素，可促进肠道中腐败食物的排泄；蜂蜜具有良好的润肠作用。两者同食，可以消食通便。

相克食物 / 黄瓜 + 番茄 = 破坏维生素 C

● 番茄中含有丰富的维生素 C，而黄瓜中的分解酶会破坏维生素 C，若两者同食，不利于对维生素 C 的吸收。

黄瓜 + 菠菜 = 破坏维生素 C

黄瓜 + 菜花 = 破坏维生素 C

黄瓜 + 小白菜 = 破坏维生素 C

黄瓜 + 花生 = 腹泻

● 黄瓜属寒性食物，花生中含油脂较多，寒性食物与油脂相互作用，易引起腹泻。

冬瓜 dongguа

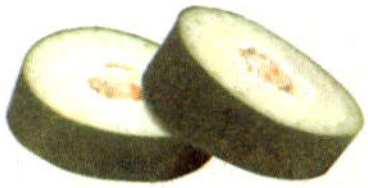

● **适用人群**／肾病、水肿、脚气病、癌症、糖尿病、冠心病患者

● **不适用人群**／脾胃虚弱、肾脏虚寒、阳虚肢冷者

冬瓜含大量糖类、多种维生素和矿物质，冬瓜皮能治水肿，冬瓜能祛痰，治疗急慢性气管炎，还能利尿消肿，对解热也有辅助治疗作用。冬瓜中还含有丙醇二酸，对防止人体发胖、增进形体健美有很好的作用。

烹调宜忌

宜 冬瓜可素炒，也可煲汤，口味以清淡为宜。

食用宜忌

宜 春夏季常吃冬瓜，对人体健康尤其是体重偏重的人群很有益。

食物相宜相克

相宜食物／冬瓜＋鸡肉＝清热利尿、消肿轻身

冬瓜＋甲鱼＝润肤健肤、明目、减肥

冬瓜＋火腿＝营养丰富、治疗小便不爽

● 冬瓜和火腿一起食用，不仅能提供丰富的蛋白质、脂肪、维生素C和钙、磷、钾、锌等微量元素，还对小便不爽有疗效。

冬瓜＋口蘑＝利小便、降血压

相克食物／冬瓜＋鲫鱼＝脱水

冬瓜＋滋补药＝降低滋补效果

小贴士

1. 购买冬瓜时应选老一点的，表皮有白色粉状，瓜身越重越好，瓜皮呈深绿色。2. 冬瓜喜温耐热，可放在常温通风处储藏。

苦瓜 kugua

- **适用人群**／糖尿病、中暑发热者
- **不适用人群**／脾胃虚寒者、孕妇

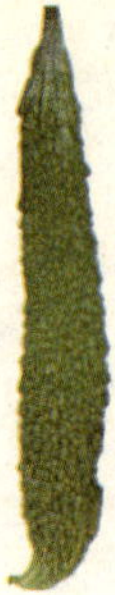

苦瓜中抗坏血酸的含量很高，具有清暑解热、明目解毒的功效。苦瓜中的奎宁精含有生理活性蛋白质，有利于人体的皮肤更新和伤口愈合。苦瓜中还含有一种类似胰岛素的物质，具有降低血糖的作用。

烹调宜忌

宜 切好的苦瓜放入开水中氽一下，或放在无油的热锅中干煸一会儿，或用盐腌一下，都可减轻它的苦味。

食用宜忌

宜 苦瓜有降低血糖的作用，是糖尿病患者理想的保健食品。

食物相宜相克

相宜食物／苦瓜＋瘦肉＝提高对铁元素的吸收

● 苦瓜富含维生素C，可以促进人体对铁的吸收利用；瘦肉中含有较多的铁元素，若与苦瓜配食，可提高人体对铁元素的吸收利用率。

苦瓜＋洋葱＝提高机体免疫功能

苦瓜＋猪肝＝清热解毒、补肝明目

苦瓜＋茄子＝清心明目、益气壮阳、延缓衰老

苦瓜＋青椒＝健美、抗衰老

相克食物／苦瓜＋排骨＝妨碍钙的吸收

● 苦瓜中的草酸含量较高，易与排骨中的钙生成草酸钙，妨碍人体对钙的吸收。

苦瓜＋滋补药＝降低滋补效果

丝瓜 sigua

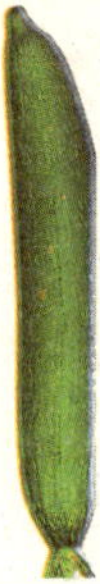

● **适用人群** / 百日咳、咽喉炎、哮喘等患者

● **不适用人群** / 肠胃不好、腹泻者

丝瓜含有大量的维生素、矿物质、植物黏液、木糖胶等物质，是祛雀斑、增白、去除皱纹的天然美容剂。丝瓜性平味甘，具有活血通络、解毒消炎等作用。

烹调宜忌

宜 烹制丝瓜时，最好去皮，应尽量清淡、少油，以保持其香嫩爽口的特点。丝瓜烹制前，可先用开水焯一下再用冷水浸泡，这样可使丝瓜保持青翠的颜色，或在丝瓜入炒锅后加适量清水煮，也能使丝瓜色彩艳丽。

食用宜忌

宜 丝瓜有清热通便的功效，大便干燥者适合食用。

忌 丝瓜性凉，脾胃虚寒、大便溏薄者不宜食用。丝瓜不宜生吃。

食物相宜相克

相宜食物 / 丝瓜 + 菊花 = 清热消暑，祛火解毒

● 丝瓜含有大量的维生素、矿物质、植物黏液、木糖胶，可以清暑解毒；菊花可以清热祛火。两者同食，可清热消暑，祛火解毒。

丝瓜 + 毛豆 = 清热祛痰，防止便秘、口臭和周身骨痛

● 丝瓜与毛豆一起食用，可以清热祛痰，防止便秘、口臭和周身骨痛，并能促进乳汁分泌。

丝瓜 + 鸡蛋 = 润肺、补肾、美肤

● 丝瓜和鸡蛋同吃可滋阴、补肾，使肌肤润泽健美。

丝瓜 + 虾米 = 润肺、补肾、美肤

南瓜 nangua

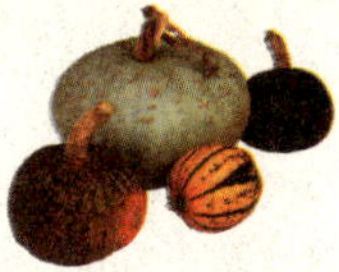

● **适用人群**/ 高血脂、高血压、冠心病、糖尿病患者

● **不适用人群**/ 肾脏疾病、痛风、尿酸过高者

南瓜富含维生素、矿物质和纤维素，具有增强人体免疫力、防癌、防心血管疾病、延缓衰老等功效，还可以除湿祛虫、退热止痢、补中益气、润肺安胎，对于糖尿病、高血压、肾肝病变及产妇缺乳、小儿百日咳等症也有辅助疗效。

烹调宜忌

宜 南瓜的做法比较简单，蒸、煮都适合，最常见的是做南瓜盅。

食用宜忌

宜 常食南瓜对防治糖尿病、高血压很有帮助，也是肥胖者的理想减肥食品。南瓜是很好的暖胃食品，体寒者可以多食。

食物相宜相克

相宜食物 / 南瓜 + 红枣、红豆、牛肉 = 补脾益气、解毒止痛

● 南瓜和红枣、红豆、牛肉一起食用，具有补脾益气、解毒止痛之效，可以防治糖尿病、动脉硬化、胃及十二指肠溃疡等病症。

南瓜 + 绿豆 = 保健作用

南瓜 + 猪肉 = 保健、预防糖尿病

南瓜 + 莲子 = 通便、排毒、减肥

相克食物 / 南瓜 + 辣椒 = 破坏辣椒中的维生素 C

南瓜 + 羊肉 = 发生黄疸和脚气

南瓜 + 黄瓜、番茄等 = 影响维生素吸收

南瓜 + 鹿肉 = 死亡

南瓜 + 螃蟹、鳝鱼、带鱼 = 中毒

南瓜 + 虾 = 痢疾

南瓜 + 鲤鱼 = 中毒

香菇 xianggu

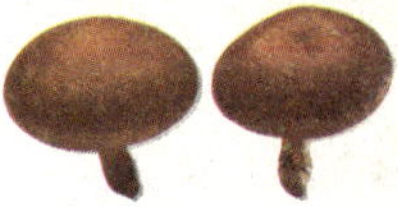

- 适用人群 / 男女老少
- 不适用人群 / 肾脏疾病、痛风、尿酸过高者

烹调宜忌

宜 香菇不论鲜品还是干品都不能长期浸泡，以免营养成分大量损失。

食物相宜相克

相宜食物 / 香菇 + 木瓜 = 减脂降压
香菇 + 豆腐 = 营养好吸收
香菇 + 鹌鹑肉、鹌鹑蛋 = 面生黑斑、长痔疮

平菇 pinggu

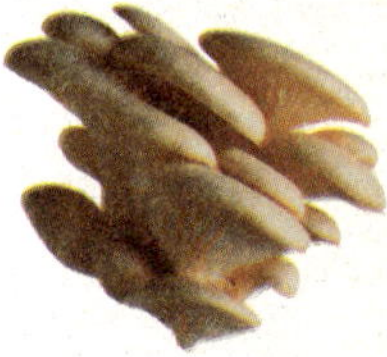

- 适用人群 / 慢性胃炎、胆结石患者
- 不适用人群 / 菌类食品过敏者

烹调宜忌

宜 如果平菇表面有黏稠物，可以将平菇放在淡盐水中浸泡 5 分钟左右，然后再轻轻擦洗。

食用宜忌

宜 1. 平菇有滋补强壮、利尿消肿的作用，适合产妇食用。2. 平菇可降低胆固醇，也是老年人、心血管疾病与肥胖症患者的保健食品。

金针菇 jinzhengu

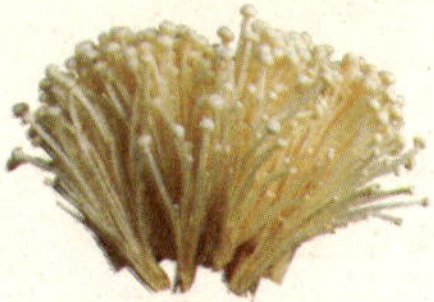

● **适用人群**／湿疹、面疱患者

● **不适用人群**／肾病、便软者

食用宜忌

宜 1. 金针菇是儿童保健益智、老年人延年益寿、成年人增强记忆力的必需食品。2. 金针菇有补益气血的作用，对妇女产后恢复很有帮助。3. 金针菇氨基酸含量极高，对促进智力发育、增强记忆力有裨益。

黑木耳 heimuer

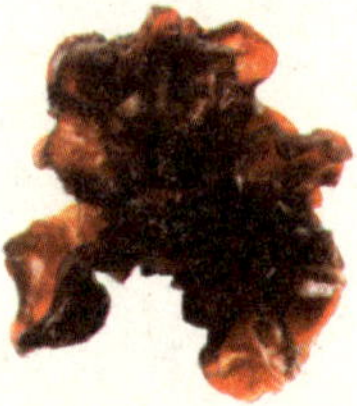

● **适用人群**／高血压、便秘患者

● **不适用人群**／气虚、腹泻、风寒咳嗽患者

烹调宜忌

宜 泡发干黑木耳应使用温水，也可用烧开的米汤，这样可以使黑木耳肥大松软，味道鲜美。

食用宜忌

忌 1. 黑木耳滋润，易滑肠，患有慢性腹泻的患者慎食，否则会加重腹泻症状。2. 发霉及有腐败味的黑木耳严禁食用，以防中毒。

食物相宜相克

相宜食物／黑木耳＋青笋＝补血

黑木耳＋红枣＝补血

相克食物／黑木耳＋田螺＝有损肠胃

口蘑 koumo

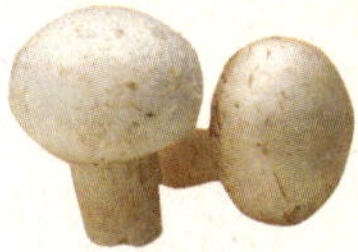

● **适用人群**／便秘、糖尿病、高血压患者

● **不适用人群**／肾脏疾病患者

烹调宜忌

宜 泡在液体中的袋装口蘑，食用前要多漂洗几遍，以去掉某些化学物质。吃法上以做汤为好，不要放鸡精或味精，这样可以保持口蘑本身的鲜味。

银耳 yiner

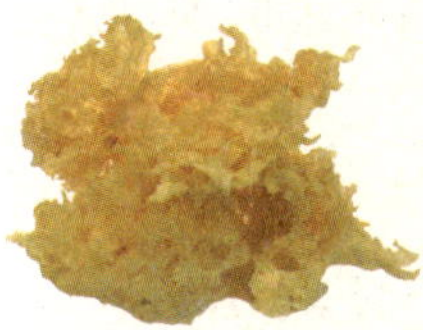

● **适用人群**／骨质疏松、贫血者

● **不适用人群**／咯血、呕血等患者

烹调宜忌

宜 银耳应先用温热水浸泡，微微发开后洗净污物，摘去粗老部位，再撕成小块。银耳一定要把根部剪掉，这样才容易煮烂，而且一定要小火慢慢煮，直到煮烂煮化为止，这样胶质才会全部被煮出来。

食用宜忌

宜 食银耳可提高机体对外界致病因子的抵抗力，增强机体对原子辐射的抵抗力，促进骨髓的造血功能，可作为肿瘤患者在接受放射治疗时的营养食品。银耳性平无毒，既是名贵的营养滋补佳品，又是扶正强壮的补药，有补脾开胃、益气清肠、滋阴养肺的功能，还能增强人体抵抗力。

忌 风寒者最好不要食用冰糖银耳，以免加重病情。

畜禽蛋类

猪肉 zhurou

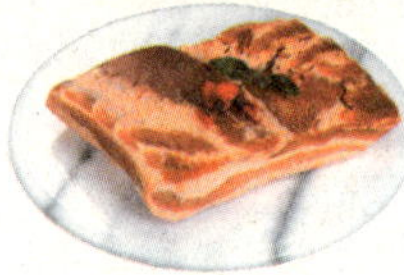

- **适用人群** / 贫血、心悸、腹胀、痔疮患者
- **不适用人群** / 肥胖、高血脂、心血管疾病患者

猪肉中的蛋白质主要集中在瘦肉中。瘦肉中还富含铁质，能预防贫血。多吃猪瘦肉有滋阴润燥的作用，对热病伤津、燥咳便秘等都有疗效。

烹调宜忌

宜 1. 切猪肉时，在猪肉上洒点水，可以防止猪肉黏刀。2. 炖肉时，先将猪肉放入滚水中烫一下，然后再换水小火慢炖，可去除肉的腥味。3. 猪肉过油的油温在 150℃左右最合适。油温判定方法为：油锅烧到稍微冒烟，放入一根葱段，如果葱段马上浮起就表示油温够高了。

食物相宜相克

相宜食物 / 猪肉 + 菜豆 = 提高人体对猪肉中维生素 B_{12} 的吸收率
猪肉 + 大蒜 = 促进血液循环，消除身体疲劳、增强体质
猪肉 + 花菜 = 帮助人体吸收瘦肉中的蛋白质
猪肉 + 莲子 = 营养丰富

相克食物 / 猪肉 + 豆类 = 影响营养吸收，腹胀
猪肉 + 鳖肉 = 引起肠胃不适
猪肉 + 羊肝 = 产生怪味　　猪肉 + 田螺 = 易伤肠胃

牛肉 niurou

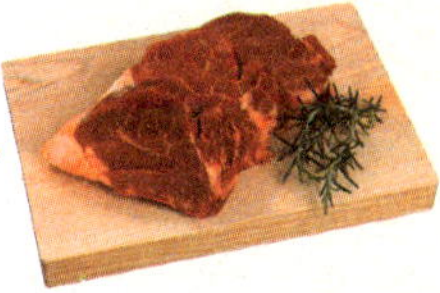

● **适用人群** / 贫血、身体虚弱、酸软无力者

● **不适用人群** / 过敏、湿疹、肾炎、疮疡者

牛肉味甘性平，它所含的肌氨酸比其他食物都高，并含有锌、铁、蛋白质及大量的B族维生素和卡尼汀，对肌肉生长有很好的作用，还有补脾胃、养五脏、益气血、强筋骨的功效。

烹调宜忌

宜 1. 炒牛肉片之前，先用啤酒将面粉调稀，淋在牛肉片上，拌匀后腌30分钟，可增加牛肉的鲜嫩程度。炖牛肉要使用热水，不要加冷水。2. 牛肉不易熟烂，烹制时放一个山楂、一块橘皮或一点茶叶，可以使其易烂入味。3. 如果牛肉过油，油量要多，火要大，搅拌速度要比猪肉过油更快，1分钟左右即可熄火，沥干油分，否则肉质很快就会变老。

忌 牛肉加腌料时不可用盐调味，因为盐会使牛肉出水，失去肉汁而使肉质变韧。

食用宜忌

忌 牛肉不宜多吃，最好一周一次，每次80克左右。

食物相宜相克

相宜食物 / 牛肉 + 土豆 = 保护胃黏膜

牛肉 + 香菇 = 易于消化和吸收

牛肉 + 南瓜 = 健胃益气

牛肉 + 生姜 = 驱寒、治腹痛

相克食物 / 牛肉 + 白酒 = 上火，易引起牙龈发炎

● 牛肉味甘性温，补气助火，白酒性属大温。两者相配食用易上火，引起牙龈发炎。

羊肉 yangrou

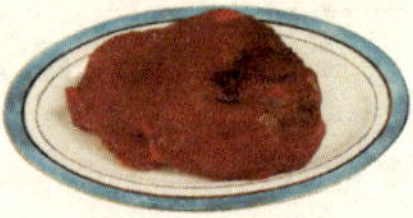

● **适用人群** / 胃寒、气血两虚、骨质疏松患者

● **不适用人群** / 高血压、感冒、肠炎、痢疾患者

羊肉中丰富的维生素及矿物质含量，能够补精血，促进血液循环，使皮肤红润。其肉质细嫩，脂肪及胆固醇含量比猪肉、牛肉低，可当作冬季进补品。羊肉性温热，具有补气滋阴、暖中补虚、开胃健力的功效。

烹调宜忌

宜 1. 萝卜去膻法：在白萝卜上戳几个洞，放入冷水中和羊肉同煮，滚开后将羊肉捞出，再单独烹调，即可去除膻味。2. 米醋去膻法：将羊肉切块放入水中，加点米醋，待煮沸后捞出羊肉，再继续烹调，也可去除羊肉膻味。3. 绿豆去膻法：煮羊肉时，若放入少许绿豆，可去除或减轻羊肉膻味。

食用宜忌

宜 羊肉中的钙、铁、磷含量丰富，而铁和磷在人体内利用率较高；羊肉中的维生素以硫胺素、核黄素、烟酸含量较多；其含糖量较低，营养价值很高。冬天吃羊肉可益气补血，增加御寒能力。

忌 羊肉燥热，不宜多吃，建议每次食用 50 克左右。

食物相宜相克

相宜食物 / 羊肉 + 生姜 = 可治腰背冷痛、四肢风湿疼痛等

相克食物 / 羊肉 + 南瓜 = 胸闷腹胀，肠胃不适

羊肉 + 乳酪 = 产生不良反应

羊肉 + 茶 = 便秘

羊肉 + 醋 = 性味相反，不宜同食

羊肉 + 豆酱 = 功能相反，不宜同食　羊肉 + 竹笋 = 中毒

羊肉 + 半夏 = 影响营养成分吸收

鸡肉 jirou

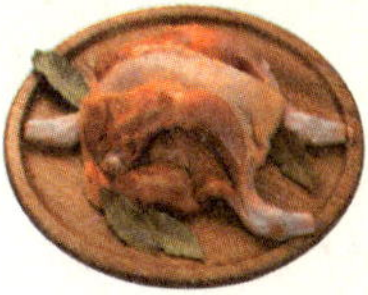

- **适用人群** / 气血不足、营养不良、产后无乳者
- **不适用人群** / 高血压、冠心病、胆结石患者

鸡肉味甘性温，具有补虚暖胃、温中益气、强筋壮骨的功效。鸡肉中蛋白质的含量较高，氨基酸种类多，而且消化率高，很容易被人体吸收利用，有增强体力、强壮身体的作用。鸡皮中含有大量胶原蛋白，能补充人体所缺少的水分和弹性，延缓皮肤衰老。

烹调宜忌

宜 鸡肉用药膳炖煮，营养更全面。带皮的鸡肉含有较多的脂类物质，所以较肥的鸡应该去掉鸡皮再烹制。

食用宜忌

宜 鸡肉对营养不良、畏寒怕冷、乏力疲劳、月经不调、贫血、虚弱等症有食疗作用。

忌 鸡肛门上方的肥肉块是淋巴最集中处，储存了很多病菌和致癌物质，不宜吃。

食物相宜相克

相宜食物 / 鸡肉 + 竹笋 = 暖胃益气

● 竹笋性微寒，可以清热消痰、健脾胃；鸡肉具有低脂肪、低糖、多纤维的特点，与竹笋搭配，可以暖胃益气，尤其适合胖人食用。

鸡肉 + 栗子 = 增强人体的造血功能

鸡肉 + 豌豆 = 有利于吸收蛋白质

乌鸡 + 红枣 = 补血

相克食物 / 鸡肉 + 大蒜 = 功能相反

鸡肉 + 芥末 = 上火

鸡肉 + 芹菜 = 伤元气

鸭肉 yarou

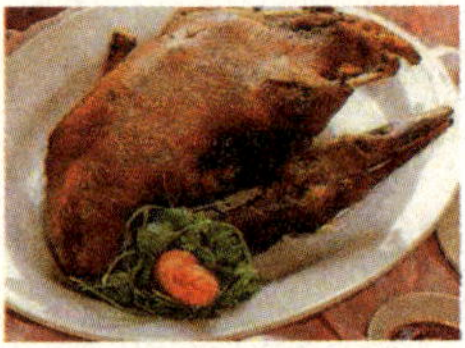

● **适用人群** / 营养不良、病后体虚、低热、水肿者

● **不适用人群** / 病中有伤、寒性痛经、胃痛、腹泻患者

鸭肉寒凉，有滋阴补血、清肺解热、大补虚劳、消水肿等功效。鸭肉含饱和脂肪酸量比猪肉、羊肉少，如摄入太多饱和脂肪酸，会形成动脉粥样硬化，所以，吃鸭肉比猪肉、牛肉、羊肉好。

烹调宜忌

宜 炖制老鸭时，加几片火腿或腊肉，能增加鸭肉的鲜香味。

食用宜忌

宜 适宜营养不良、水肿或产后病后体虚者食用。

忌 胃部冷痛、腹泻清稀、腰痛及寒性痛经者忌食。

食物相宜相克

相宜食物 / 鸭肉 + 山药 = 补阴养肺

● 鸭肉补阴，并可消热止咳；山药的补阴作用更强，与鸭肉伴食，可消除油腻，同时可以很好地补肺。

老鸭 + 沙参 = 可治疗肺燥、干咳

● 老鸭性温无毒，有滋阴补血的功能；沙参性微寒，能够滋阴清肺，养胃生津。两者功能相似，同食可治疗肺燥、干咳，极具滋补性。

鸭肉 + 酸菜 = 滋阴养胃、清肺补血、利尿消肿

鸭肉 + 桂花 = 滋阴补虚、化痰散瘀、利尿消肿

相克食物 / 鸭肉 + 鳖肉 = 令人阳虚、水肿、腹泻

鸭肉 + 板栗 = 中毒

鹅肉 erou

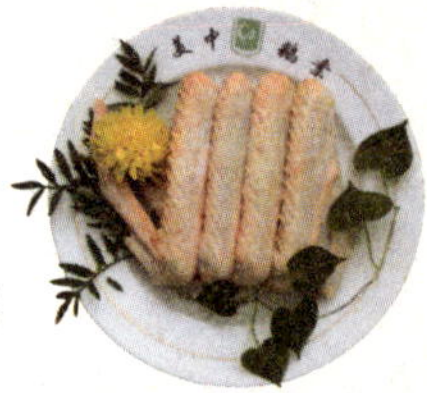

● **适用人群** / 糖尿病、食欲不振、气短乏力者
● **不适用人群** / 皮肤过敏、肠胃虚弱、皮肤疮毒等患者

鹅肉是一种高蛋白质、低脂肪、低胆固醇的健康肉类，味甘性平，无毒，富含不饱和脂肪酸，具有补虚益气、暖胃生津、祛风湿、防衰老的功效，尤其适合冬天食补，是中医食疗的上品。

烹调宜忌

宜 1. 鹅肉要逆着纹路切，才不会嚼不烂。如果鹅肉带有很多油就要切除一点，尤其是喜欢清淡口味者。2. 鹅肉鲜嫩松软，清香不腻，以煨汤居多，也可熏、蒸、烤、烧、酱、糟等。

食用宜忌

宜 鹅肉营养价值高，其蛋白质含量比牛肉、羊肉都高很多；脂肪含量较低，且多为有益健康的不饱和脂肪酸，对预防高血压、冠心病、动脉硬化等疾病有一定食疗作用。

食物相宜相克

相宜食物 / 鹅肉 + 竹荪 = 美容养颜
相克食物 / 鹅肉 + 鸡蛋 = 伤元气、损脾胃
鹅肉 + 柿子 = 有毒，严重时甚至会导致死亡
鹅肉 + 鸭梨 = 易伤肾脏

小贴士

质量好的鹅肉表皮干燥，呈白色或淡黄色，并带有浅红色。

鸽肉 gerou

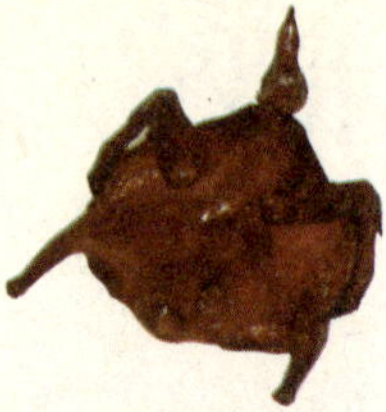

● **适用人群** / 身体虚弱、高血压、冠心病、神经衰弱者

● **不适用人群** / 性欲旺盛者及肾功能衰竭者

鸽肉含有许多人体必需的氨基酸，且易被人体消化。鸽肉中含有最佳的胆素，可很好地利用胆固醇，防治动脉硬化，经常食用，还具有增强皮肤弹性、改善血液循环的功效，对脱发、白发也有很好的疗效。

烹调宜忌

宜 1.鸽肉以清蒸或煲汤为好，这样能使营养成分保存得最为完好。2.炸出皮脆肉嫩的乳鸽有秘诀：炸前要用姜、葱、料酒、生抽和老抽腌渍；炸制时要用大火和七成的热油，放入乳鸽后离火，利用油热浸至刚熟，再将油锅回炉，大火热油将乳鸽炸至大红。

食用宜忌

宜 鸽肉营养丰富，易于消化，对老年人、体虚病弱者、孕妇及儿童有恢复体力，增强脑力和视力的作用。

忌 孕妇忌食。

食物相宜相克

相宜食物 / 鸽肉 + 银耳 = 滋补健身

● 鸽肉性平、味甘咸，能补虚损；银耳性平、味甘淡，能滋阴润肺、益气补血。两者性味相似，搭配食用，健身效果更好。

相克食物 / 鸽肉 + 猪肉 = 滞气

小贴士

红枣、乳鸽、玉米配食可用于阳虚阴旺、体弱多病、有气无力、腰膝酸软、神疲乏力、阳痿早泄等症。

鸡蛋 jidan

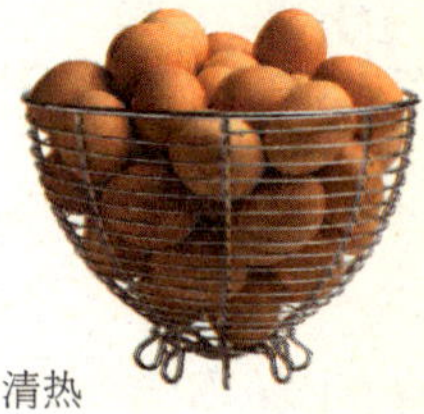

- **适用人群**／发育期婴幼儿、孕妇等
- **不适用人群**／高热、腹泻、肝炎、冠心病患者

鸡蛋清性微寒而气清，能益精补气、润肺利咽、清热解毒，还具有护肤美肤的作用，有助于延缓衰老；蛋黄性温而气浑，能滋阴润燥、养血息风。

烹调宜忌

宜 炒鸡蛋时，将鸡蛋顺一个方向搅打，并加入少量水，可使鸡蛋更加鲜嫩。

食用宜忌

忌 鸡蛋在形成过程中会带菌，未煮熟的鸡蛋容易引起腹泻。因此鸡蛋要经高温煮熟后再吃。但是也不要煮得过老，鸡蛋煮得时间过长，蛋黄表面会形成灰绿色硫化亚铁层，很难被人体吸收。蛋白质老化会变硬变韧，影响食欲，也不易消化。炒鸡蛋和煎鸡蛋含油量高，胆囊炎或胆结石患者最好不吃。

食物相宜相克

相宜食物／鸡蛋＋紫菜＝有利于营养吸收
鸡蛋＋大豆＝降低胆固醇
鸡蛋＋糯米酒＝营养更全面

相克食物／鸡蛋＋豆浆＝降低蛋白质吸收
鸡蛋＋茶＝影响对蛋白质的吸收
鸡蛋＋味精＝影响口味
鸡蛋＋柿子＝腹泻、生结石
鸡蛋＋消炎片＝中毒
鸡蛋＋红薯＝腹痛

鸭蛋 yadan

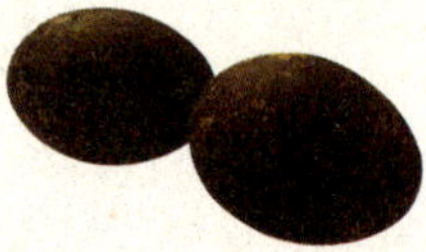

- **适用人群**／骨质疏松者
- **不适用人群**／幼儿、孕妇、高血压、肾病患者

鸭蛋的营养成分与鸡蛋相似，只是蛋白质含量不如鸡蛋高。鸭蛋味甘性凉，有滋阴、清肺、丰肌、润肤等功效，对水肿胀满等有一定的治疗作用，外用还可治疮毒。

烹调宜忌

宜 腌鸭蛋时，先将鸭蛋放在白酒中浸泡片刻，再捞出均匀撒上一层盐，然后放入透明的塑料食品袋中密封，放在阴凉干燥处，10 天后就可吃到美味的咸鸭蛋了。

食用宜忌

忌 鸭蛋性偏凉，这一点不如鸡蛋性平，所以脾阳不足、寒湿下痢者不宜食用。

食物相宜相克

相宜食物／鸭蛋 + 银耳、黑木耳 = 滋肾补脑

- 鸭蛋和银耳、黑木耳一起食用，可以滋肾补脑，对用脑过度、头昏、记忆力减退等有一定的疗效。

相克食物／鸭蛋 + 甲鱼 = 引起肠胃不适

- 鸭蛋和甲鱼都属于寒凉的食物，两者同食，易引起肠胃不适，尤其不适合肠胃虚寒的人。

鸭蛋 + 李子 = 中毒

小贴士

鸭蛋放入冰箱中储存时，要大头朝上，小头在下，这样可使蛋黄上浮，既可防止微生物侵入蛋黄，也能保证鸭蛋的质量。

鹌鹑蛋 anchundan

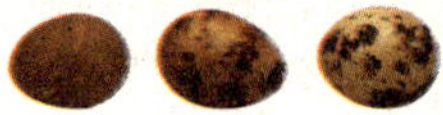

● **适用人群** / 体质虚弱者及老人、儿童、孕妇均可食用

● **不适用人群** / 脑血管病患者

烹调宜忌

宜 鹌鹑蛋一般要先煮熟，然后剥掉外壳，再与其他食材搭配做成菜肴。

食物相宜相克

相宜食物 / 鹌鹑蛋 + 牛奶 = 利于营养吸收

● 鹌鹑蛋含有丰富的卵磷脂，相当于鸡蛋的 3 ~ 4 倍，易被人体吸收；牛奶富含蛋白质和钙。两者搭配，适合胃弱体虚者食用。

相克食物 / 鹌鹑蛋 + 香菇、猪肝 = 面生黑斑、长痔疮

鹅蛋 edan

● **适用人群** / 老人、儿童、体虚贫血者

● **不适用人群** / 内脏损伤患者

食用宜忌

忌 鹅蛋含有一种碱性物质，对内脏有损坏，每天别超过 2 个，以免伤到内脏。

小贴士

鹅蛋中的蛋白质含量和人体所需的 8 种氨基酸的含量均高于鸡蛋和鸭蛋，并且含有丰富的铁元素和磷元素。鹅蛋还含有一种叫卵磷脂的物质，能帮助消化。

水产品类

草鱼 caoyu

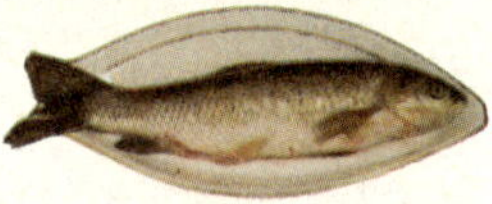

● **适用人群** / 心血管疾病、风湿头痛、虚劳、高血压患者

草鱼具有补中、利尿、平肝、祛风的作用，对心肌发育及儿童骨骼生长有特殊作用；它还具有止痢祛风的功效，对痢疾日久不愈、体虚头痛有一定疗效。

烹调宜忌

宜 1. 烹调草鱼时，不放味精味道也很鲜美。2. 炒鱼肉的时间不能过长，要用低温油炒至鱼肉变白即可。

食用宜忌

宜 1. 冠心病、高脂血症患者，小儿发育不良者，水肿、肺结核患者，产后乳少者适宜食用。2. 凡体虚气弱者，可作滋补食疗品。

忌 草鱼不宜大量食用，吃得太多，容易诱发各种疮疖。

食物相宜相克

相宜食物 / 草鱼 + 油条、蛋、胡椒粉 = 益眼明目

● 可益眼明目，适合老年人食用。

草鱼 + 豆腐 = 补中调胃、利尿消肿

草鱼 + 冬瓜 = 祛风、清热、平肝

鲤鱼 liyu

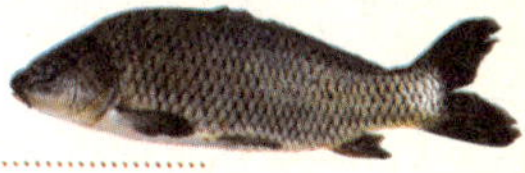

● **适用人群** / 肝硬化腹水、营养不良性水肿、咳喘患者，妊娠水肿孕妇，乳汁缺少的产妇

● **不适用人群** / 恶性肿瘤、淋巴结核、支气管哮喘患者

鲤鱼肉味甘性平，有下水气、利尿消肿的功效；入药有开脾健胃、利小便、消腹水、消水肿、止咳镇喘、安胎通乳、清热解毒等疗效。

烹调宜忌

宜 鲤鱼两侧皮内各有一条似白线的筋，在烹制前要把它抽出，可去腥。抽筋时，应在鱼的一边靠鳃后处和离尾部约 3 厘米处各横切一刀至脊骨，再用刀从尾向头平拍，使鳃后刀口内的筋头冒出，用手指尖捏住筋头一拉便可抽出白筋。

食用宜忌

宜 活鲤鱼和猪蹄炖汤服用，可治产妇少乳。鲤鱼富含蛋白质、钙、磷、铁和 B 族维生素。鱼肉的脂肪主要是不饱和脂肪酸，有促进大脑发育的作用。

忌 鲤鱼胆汁有毒，吞食生、熟鱼胆都会中毒，引起胃肠不适、肝肾功能衰竭、脑水肿、中毒性休克，严重者可致死亡。

食物相宜相克

相宜食物 / 鲤鱼 + 米醋 = 利湿

鲤鱼 + 花生 = 有利于吸收营养

鲤鱼 + 香菇 = 提供较全面的营养

相克食物 / 鲤鱼 + 鸡肉 = 功能相反，不宜同食

鲤鱼 + 狗肉 = 功能相反，不宜同食

鲤鱼 + 咸菜 = 易造成消化道癌变

鲤鱼 + 酱 = 易使人上火，引起口疮

鲤鱼 + 甘草 = 会引起中毒

鲫鱼 jiyu

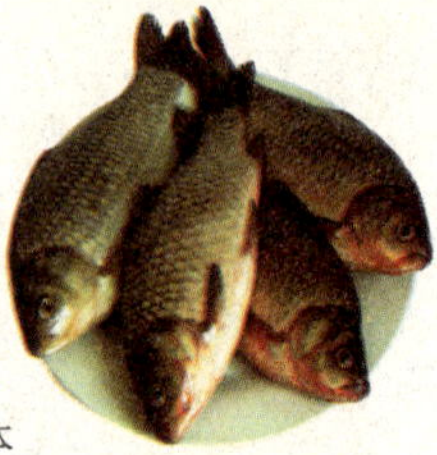

- **适用人群**／脾胃虚弱、营养不良者
- **不适用人群**／感冒者

鲫鱼肉质细嫩，含有丰富的蛋白质，易被人体消化吸收。鲫鱼味甘性平而温，具有益气健脾、利尿消肿、开胃调气、清热解毒、通乳汁等功效。

烹调宜忌

宜 熬鲫鱼汤时，可以先用油煎一下，再用开水小火慢熬，鱼肉中的嘌呤就会逐渐溶解到汤里，整个汤呈现出乳白色，味道更鲜美。煎鱼时，先要在鱼身上抹一些干淀粉，这样既可以使鱼保持完整，又可以防止鱼被煎煳。

食用宜忌

宜 1. 产后、手术后、病后体虚者，吃一些鲫鱼有益于身体的恢复。2. 肝炎、肾炎、高血压、心脏病、慢性支气管炎等疾病的患者也可以经常食用，以补充营养，增强抗病能力。

忌 鲫鱼子含胆固醇较高，中老年高脂血症患者不宜多吃。

食物相宜相克

相宜食物／鲫鱼＋黑木耳＝补充核酸，抗老化

● 鲫鱼和黑木耳中核酸含量丰富，脂肪含量低，蛋白质含量高，两者搭配，适合老年人食用。

鲫鱼＋花生＝有利于吸收和利用鲫鱼营养

相克食物／鲫鱼＋芥菜＝水肿

鲫鱼＋猪肉＝起生化反应，不利于健康

鲫鱼＋冬瓜＝身体脱水

鲫鱼＋猪肝＝具有刺激作用

鲫鱼＋蜂蜜＝中毒

鳜鱼 guiyu

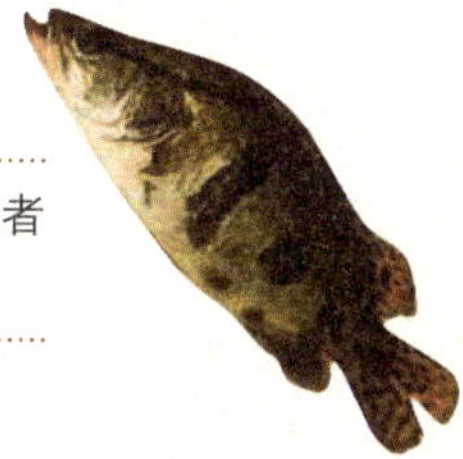

● **适用人群** / 营养不良，脾胃虚弱，食欲不振者

● **不适用人群** / 哮喘、咳喘患者

烹调宜忌

宜 1. 制作烤鱼时，可用保鲜膜将鱼盘密封包起来，在保鲜膜上扎几个小洞，放进微波炉内用高火转 5 分钟，再用中火转 4~5 分钟。

2. 鳜鱼的背刺上分布着很多毒腺，剖杀时要特别注意和小心。

食用宜忌

宜 鳜鱼肉质细嫩，极易消化，适合儿童、老人食用。鳜鱼肉热量不高，富含抗氧化成分，是减肥者的理想食品。

鲈鱼 luyu

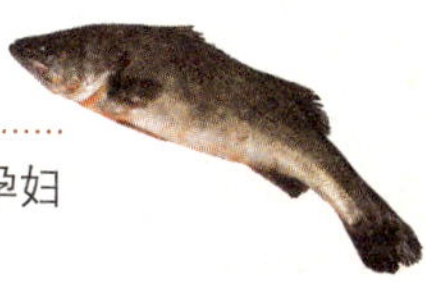

● **适用人群** / 贫血、头晕、水肿患者，胎动不安孕妇

● **不适用人群** / 皮肤病患者，长肿疮者

烹调宜忌

宜 为保证鱼肉洁白，宰杀时应把鲈鱼的鳃夹骨斩断，倒吊放血。

食用宜忌

宜 鲈鱼肉易消化，适合慢性肠炎、慢性肾炎、习惯性流产者食用。

食物相宜相克

相克食物 / 鲈鱼 + 奶酪 = 引发痼疾

鲇鱼 nianyu

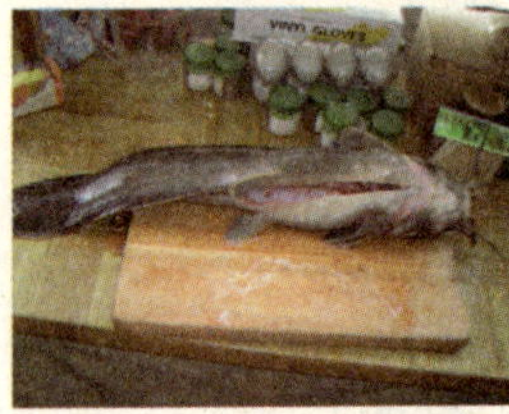

● **适用人群** / 身体虚弱、营养不良、水气水肿者

● **不适用人群** / 疮疡、痢疾患者

食用宜忌

宜 鲇鱼与香菜、香油炖食，或与豆腐炖食（不加盐），可用于水肿患者利尿。鲇鱼适宜体质虚弱、气血不足、少气乏力者。

忌 鲇鱼子有毒，必须经过较长时间的烧煮才可食用，否则会引起中毒，症状主要为腹痛和腹泻。

食物相宜相克

相宜食物 / 鲇鱼 + 豆腐 = 充分吸收营养

武昌鱼 wuchangyu

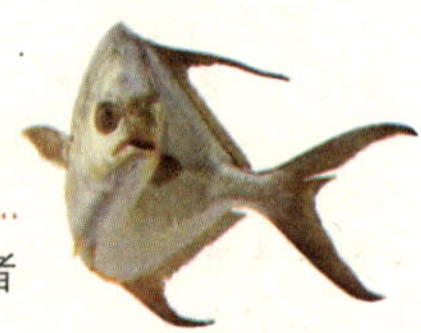

● **适用人群** / 贫血、营养不良、体虚、食欲不振者

● **不适用人群** / 慢性痢疾患者

武昌鱼肉质嫩白，含丰富的蛋白质，是低脂肪、高蛋白质的鱼类，具有益寿延年、补中益气、活血舒络的功效。

烹调宜忌

宜 武昌鱼肉质细嫩，宜清蒸。

食用宜忌

宜 武昌鱼富含蛋白质，而脂肪含量低，与火腿、香菇、冬笋共食是孕妇理想的进补菜肴。

甲鱼 jiayu

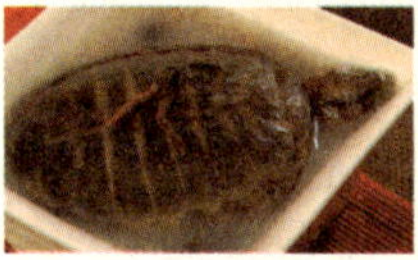

● **适用人群** / 肝肾阴虚、营养不良、糖尿病、冠心病患者

● **不适用人群** / 肝炎患者、孕妇、脾胃虚寒者

甲鱼肉味鲜美，性平无毒，营养丰富，是滋补良品，可以养阴清热，平肝熄风，软坚散结等，对多种疾病都有很好的功效，能有效预防和抑制肝癌、胃癌、急性淋巴性白血病等症。甲鱼还有较好的净血作用，常食可降低血胆固醇，对高血压、冠心病患者有益。

烹调宜忌

宜 杀甲鱼时，要将胆囊取出，将胆汁与水混合，再涂于甲鱼全身，稍等片刻，用清水把胆汁洗掉，然后烹调就可除去腥味。

忌 烹制甲鱼一定要选用鲜活的，现吃现宰，不要用死甲鱼，否则对身体有害。

食用宜忌

宜 1. 甲鱼对肺结核、贫血、体质虚弱等多种疾病患者有一定的辅助疗效。2. 甲鱼适用于肝肾不足、体虚内热者，或肺结核咳嗽盗汗、低热不退者，或各种癌症患者的放疗、化疗及术后，或脚气病患者。3. 体力劳动、运动锻炼后食用有助于迅速恢复精力。

忌 1. 甲鱼不可与苋菜、桃子、鸡蛋、猪肉、兔肉同食。2. 脾虚胃弱者不宜食用，感冒未愈者勿食，慢性肾衰者忌食。

食物相宜相克

相宜食物 / 甲鱼 + 大米 = 用于阴虚痨热、脱肛、脾肿大者

相克食物 / 甲鱼 + 柿饼 = 消化不良

甲鱼 + 鸡肉 = 易生痈疮

鳝鱼 shanyu

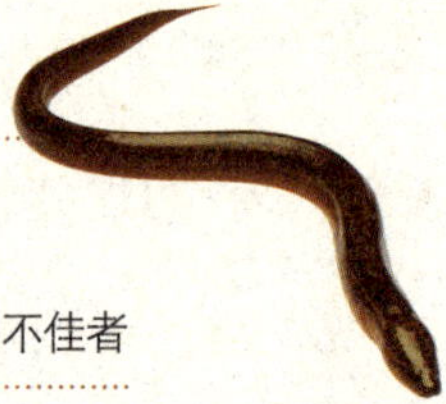

● **适用人群**／糖尿病、贫血、子宫下垂、内痔出血患者

● **不适用人群**／瘙痒性皮肤病、红斑狼疮、肠胃不佳者

鳝鱼中含有丰富的DHA和卵磷脂，有补脑健身、补气养血、温阳健脾、滋补肝肾的功效。它所含的特种物质“鳝鱼素”，能降低血糖和调节血糖，对糖尿病有较好的治疗作用。它的维生素A含量相当高，可以增进视力。

烹调宜忌

宜 鳝鱼背朝下铺在砧板上，用刀背从头至尾拍打一遍，这样可使烹调时受热均匀，更易入味。鳝鱼肉紧，拍打时可用力大些。

食用宜忌

宜 鳝鱼含脂肪极少，是糖尿病患者的理想食品。

忌 鳝鱼不宜过量食用，否则不易消化，还可能引发旧疾。

食物相宜相克

相宜食物／鳝鱼＋藕＝保持体内酸碱平衡

相克食物／鳝鱼＋菠菜＝腹泻

鳝鱼＋狗肉＝易上火、旧病复发

鳝鱼＋金瓜＝性质相克食物

小贴士

鳝鱼放在水桶或水泥池内，让它自由游动，勤换清水，至少要放一天以上的时间，这样才能清除它的表面污物和鳃内泥沙。

带鱼 daiyu

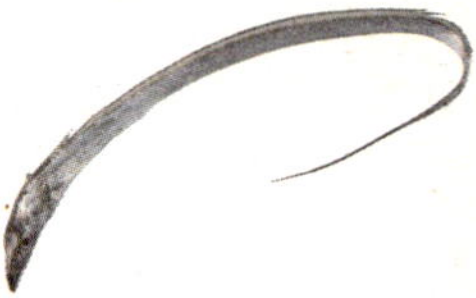

● **适用人群** / 高血压、高脂血症、皮肤干燥、急慢性肠炎患者

● **不适用人群** / 湿疹、痛风、红斑狼疮、气喘、咳嗽患者

烹调宜忌

宜 带鱼腥气较重，不适合清蒸，最好是红烧或糖醋。

食用宜忌

宜 带鱼富含营养，适宜身体虚弱、头晕、腰酸者食用。

忌 不要贪食带鱼，否则易伤脾肾，诱发旧病，尤其是患有脾肾疾病的患者应忌食。

三文鱼 sanwenyu

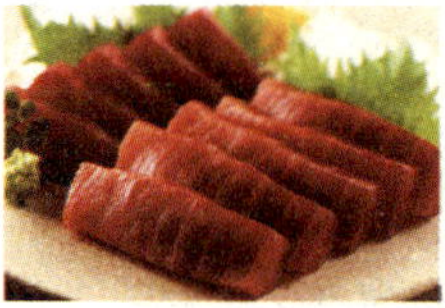

● **适用人群** / 心血管疾病、贫血、感冒患者

● **不适用人群** / 过敏体质、痛风、高血压患者

烹调宜忌

忌 三文鱼不需要做得特别烂，只要烧至七八成熟即可，这样既味道鲜美，又可去除腥味。

食用宜忌

宜 适合老年人、心脑血管病患者和脑力劳动者食用。

鳕鱼 xueyu

● **适用人群** / 夜盲症、干眼症、心血管疾病、骨质疏松症患者

● **不适用人群** / 痛风、尿酸过高患者

烹调宜忌

宜辨别鳕鱼是否炸熟，可在油炸过程中用竹筷轻插鱼身，如果竹筷拔出时沾带鱼肉，表示未熟；反之则表示内部已熟。

食用宜忌

忌 鳕鱼是高营养、低胆固醇的食物，易被人体吸收，是老少皆宜的食品。

鲑鱼 guiyu

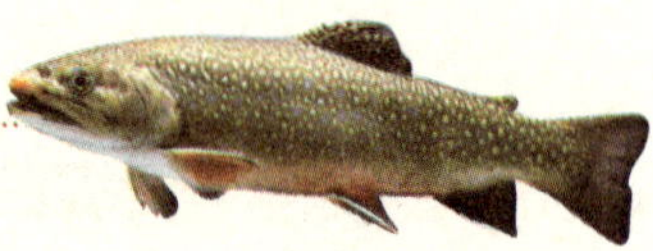

● **适用人群** / 贫血、感冒、疲劳者

● **不适用人群** / 痛风、过敏体质者

烹调宜忌

宜 将半透明的鲑鱼煮至不透明，最好让鱼中间留一点粉红色，这样才不会煮得太熟。可以用叉子插入鱼肉，看看是否容易刺穿，或将鱼肉切开，来确定鱼肉是否太熟。

食用宜忌

宜 鲑鱼肉易消化，尤其是肠胃虚弱、容易感冒、体力欠佳者都适宜多吃。一周吃 1~2 次鲑鱼，可以有效预防心脏病。

黄鱼 huangyu

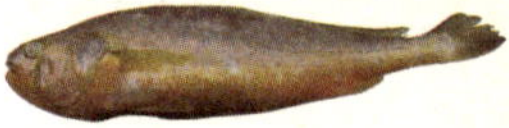

● **适用人群** / 失眠、食欲不振、贫血患者

● **不适用人群** / 体质过敏、哮喘患者

黄鱼含有丰富的蛋白质、微量元素和维生素，对人体有很好的补益作用。黄鱼含硒量较高，能清除人体代谢产生的自由基，延缓衰老，并对各种癌症有防治功效。

烹调宜忌

宜 清洗黄鱼不必剖腹，可以用筷子从口中搅出肠肚，再用清水冲洗几遍即可。煎鱼时，先把锅烧热，再用油滑锅，当油烧至冒青烟时，油已达到八成热，这时放入鱼，不易黏锅。

食用宜忌

宜 经常食用黄鱼，能增进食欲，防治脾胃疾患和尿路结石等症。

忌 黄鱼属于近海鱼，易受污染，所以尽可能不要吃鱼头、鱼皮和内脏。

食物相宜相克

相克食物 / 黄鱼 + 荞麦面 = 消化不良

● 古医书记载，荞麦面性寒，不易消化；黄鱼含脂肪较多。两者同食，会引起消化不良。

小贴士

1. 选购黄鱼时应选择体形肥胖、鱼肚鼓胀的，这种比较肥嫩。2. 用香油将黄鱼的鱼鳔炸酥后压碎吞服，对食道癌、胃癌、鼻咽癌有一定疗效。

平鱼 pingyu

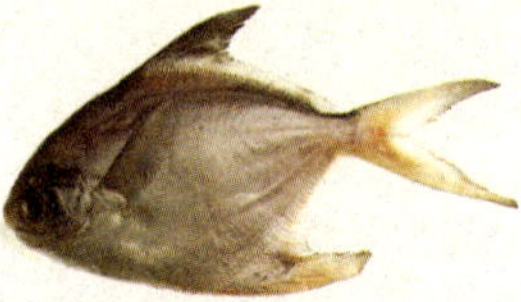

● **适用人群** / 贫血、心悸、失眠、健忘、消化不良、心血管疾病患者

● **不适用人群** / 痛风、糖尿病、慢性病、过敏性皮肤病患者

烹调宜忌

宜 平鱼洗净后，先用开水烫一下可去除腥味。烧鱼时，汤要刚刚没过鱼，等汤烧开后，改用小火慢炖，在焖制过程中尽量少翻动鱼。

食用宜忌

宜 平鱼有降低胆固醇的功效，适合高血脂、高胆固醇的人食用。

忌 平鱼属于发物，有慢性病或过敏性皮肤病的人不宜食用。

金枪鱼 jinqiangyu

● **适用人群** / 慢性病、高血脂、体质虚弱者及更年期妇女

● **不适用人群** / 孕妇、糖尿病、肝硬化患者

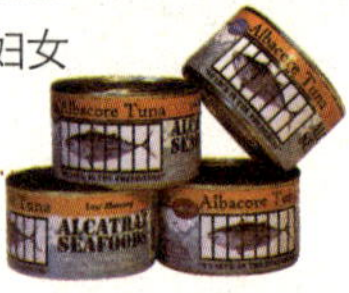

烹调宜忌

宜 用拇指、食指压住鱼块，斜向切入，可切成较大断面，并防止鱼肉碎裂。金枪鱼可以与绿色蔬菜一起食用，味道更佳。

食用宜忌

宜 金枪鱼肉低脂肪、低热量，含有优质的蛋白质和其他营养素，是减肥者的理想选择。常食金枪鱼，能够保护肝脏，提高排泄功能，降低肝病发病率。

鱿鱼 youyu

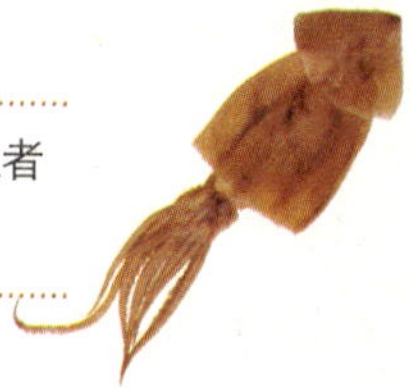

● **适用人群** / 骨质疏松、缺铁性贫血、月经不调患者

● **不适用人群** / 高脂血症、湿疹、过敏性体质者

烹调宜忌

宜 鱿鱼干要先用清水泡几个小时，再刮去体表上的黏液，然后用热碱水泡发。出锅前，放入非常稀的水淀粉，可以使鱿鱼更有滋味。

食用宜忌

宜 鱿鱼脂肪含量少，属于高蛋白质、低脂肪、低热量食物，适宜减肥。

忌 鱿鱼性凉，脾胃虚寒者少吃。鱿鱼是发物，皮肤病患者忌食。

墨鱼 moyu

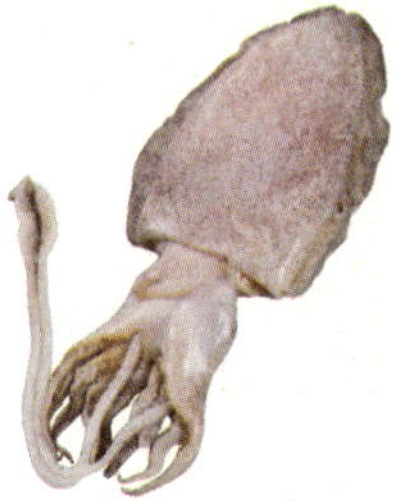

● **适用人群** / 高血压、高脂血症、动脉硬化患者

● **不适用人群** / 痛风、尿酸过高、过敏体质、湿疹患者

烹调宜忌

宜 干墨鱼要放在冷水里浸泡 8~12 小时直至全软再烹制。清洗墨鱼时要将表面的一层薄膜剥下来，这样可使墨鱼味道纯正而不会有腥味。

食用宜忌

宜 墨鱼是一种颇为理想的女性保健食品，经、孕、产、乳各期食用墨鱼皆有益，有养血、明目、通经、安胎、利产、止血、催乳等功效。

蛤蜊 geli

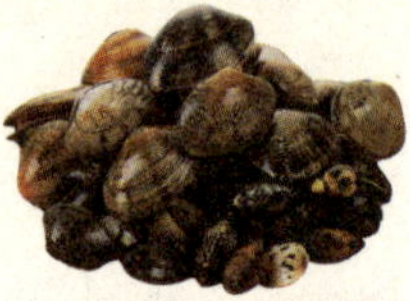

● **适用人群** / 高脂血症、甲状腺肿大、贫血、水肿患者

● **不适用人群** / 经期、腹痛、腹泻、痛风患者

烹调宜忌

宜 冷水中放入蛤蜊，以中小火煮至汤汁略为泛白，蛤蜊的鲜味就完全出来了。

食物相宜相克

相宜食物 / 蛤蜊 + 豆腐 = 治血气不足、皮肤粗糙

相克食物 / 蛤蜊 + 田螺 = 中毒　　蛤蜊 + 芹菜 = 腹泻

蛤蜊 + 橘子 = 气滞生痰

螺 luo

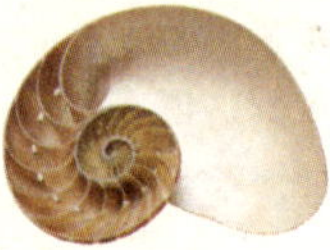

● **适用人群** / 水肿、痔疮、肥胖、癌症、脂肪肝患者

● **不适用人群** / 感冒、腹泻、过敏体质者

烹调宜忌

宜 螺必须先浸泡一夜，等螺体中的泥沙全部吐干净，才可烹制。炒螺的关键是火大而均匀，时间不宜过长，否则螺会断头，肉吃不全，很浪费。一般炒 10 分钟，看见螺盖掉了，螺肉能全挑出来就可以了。

食用宜忌

宜 螺有醒酒的作用，适宜醉酒者食用。

虾 xia

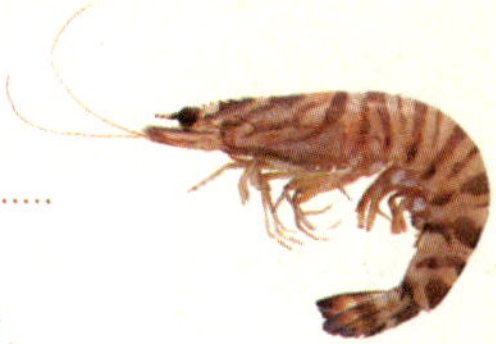

● **适用人群**／骨质疏松、心血管疾病患者

● **不适用人群**／过敏体质、气喘、皮肤病患者

虾味甘性温，虾肉中锌、碘、硒等微量元素的含量要高于其他食品，能化痰止咳，促进伤口愈合，对乳汁不下、丹毒、痈疽、神经衰弱等有很好的疗效。虾还具有补肾壮阳的功能，尤以淡水活虾的作用最强。

烹调宜忌

宜 烹调虾之前，先用泡桂皮的沸水把虾冲烫一下，味道会更鲜美。煮虾的时候滴少许醋，可让煮熟的虾壳颜色鲜红亮丽，吃的时候，壳和肉也容易分离。

食用宜忌

宜 海虾属于寒凉阴性食品，食用时最好与姜、醋等佐料共同食用，既能杀菌，又可防止身体不适。虾肉中含有丰富的钙质和维生素，是准妈妈不可多得的营养食品。

忌 皮肤湿疹、癣症、皮炎、疮毒等皮肤瘙痒症患者以及阴虚火旺者最好不要食用。虾黄的味道虽然鲜美，但是胆固醇含量相对较高，心血管疾病患者和老人不宜多吃。

食物相宜相克

相宜食物／虾＋燕麦＝可以护心、解毒

● 虾中牛磺酸的含量相当丰富，可护心、解毒；燕麦中富含维生素 B_6，有利于牛磺酸的合成。两者搭配，有助于人体健康。

相克食物／虾＋维生素 C ＝砷中毒

虾＋洋葱、菠菜、竹笋＝形成草酸钙结石

虾＋金瓜＝功能相克食物

对虾＋西瓜＝免疫力下降

螃蟹 pangxie

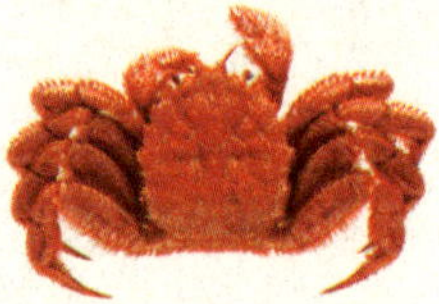

● **适用人群** / 骨质疏松、风湿性关节炎、结核病患者

● **不适用人群** / 孕妇、胃痛、腹泻、心血管疾病患者

螃蟹肉味咸性寒，有清热、散瘀、滋阴的作用，可治疗跌打损伤、筋伤骨折、过敏性皮炎。它含有抗酸化作用的胡萝卜素，具有预防动脉硬化、癌症及防止机体老化等作用。

烹调宜忌

宜 螃蟹体内常有沙门菌，烹制时一定要彻底加热，否则易导致急性胃肠炎或食物中毒，甚至危及生命。

食用宜忌

宜 螃蟹肉含脂质和糖分较少，属于减肥食品。饮酒时食用螃蟹肉，可有效预防酒精对肝脏的不良影响。螃蟹死后一段时间，会产生有毒物质，因此，螃蟹一定要吃新鲜的。

忌 易患过敏性皮炎、荨麻疹的过敏体质者，最好少吃。螃蟹肉属凉性食品，有畏寒症者最好控制摄入量。

食物相宜相克

相克食物 / 螃蟹 + 香瓜 = 腹泻

● 香瓜味甘性寒而滑利，能通便除热；螃蟹也属寒凉之物。两者同食有损肠胃，易导致腹泻。

小贴士

1. 螃蟹壳焙干制成粉末，调以蜂蜜，外敷可治黄蜂蜇伤或其他无名肿毒。2. 吃螃蟹要四除：除鳃、除胃、除心、除肠。这四样东西带有大量细菌、病毒、污物，必须剔除。

海蜇 haizhe

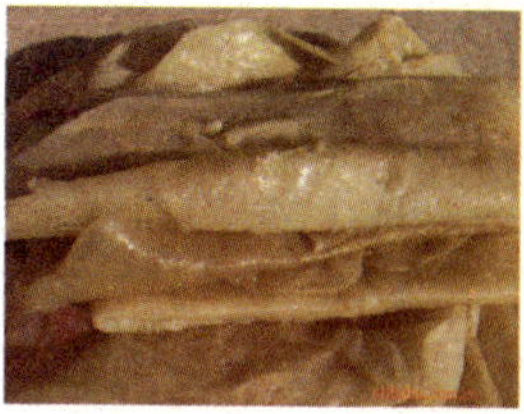

● **适用人群**／高血压、哮喘、胃溃疡、风湿性关节炎患者

● **不适用人群**／脾胃虚寒患者

海蜇含碘量丰富，能扩张血管，降低血压，所含的甘露多糖胶质对防治动脉粥样硬化有一定功效。海蜇能软坚散结、行淤化积、清热化痰，对气管炎、哮喘、胃溃疡、风湿性关节炎等疾病有益。

烹调宜忌

宜 买来的海蜇常有泥沙。先把海蜇切成细丝，泡入浓度约50%的盐水中，用手搓洗片刻后捞出，换盐水再泡，反复三次，就能把夹在海蜇皮里的泥沙全部洗净。海蜇丝宜凉拌，先投入沸水中略滚即捞出，沥干后，迅即倒入冰水，令其爽脆。

食用宜忌

宜 海蜇有滋润皮肤作用，皮肤干燥者常食有益。

忌 新鲜海蜇不宜食用。因为新鲜的海蜇含水多，皮体较厚，还含有毒素，只有经过盐加明矾腌渍三次（俗称三矾），使鲜海蜇脱水三次，才能让毒素随水排尽。

食物相宜相克

相宜食物／海蜇＋荸荠＝有助于治疗高血压

● 海蜇能扩张血管，调节血压，和荸荠同食，可用于阴虚内热的咳嗽、痰黄稠、口燥咽干者及各期高血压患者。

小贴士

海蜇通体透明，滑嫩清脆，含有人体所需的多种微量元素，碘、铁、钙含量很高，低脂、低糖，是一种绿色食品。

紫菜 zicai

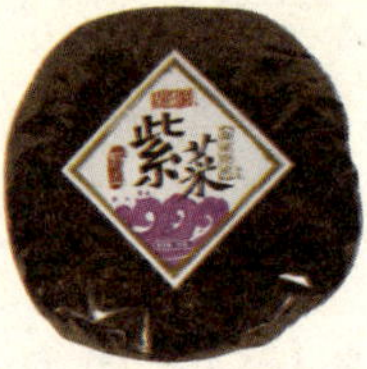

● **适用人群** / 贫血、水肿、高血压、高脂血症、脚气病患者

● **不适用人群** / 胃寒、肠胃炎、腹痛者

紫菜中含有大量碘，可预防甲状腺肿大。它含有大量钙、铁、胆碱，能够增强记忆力，促进牙齿和骨骼的健康生长。紫菜中的甘露醇对水肿有很好的疗效，及一种叫胆甾醇的物质可防止动脉硬化。

烹调宜忌

宜 少量紫菜用火烤一下撒入汤内，可减少汤的油腻感。

食用宜忌

宜 常食紫菜可增进食欲，促进新陈代谢，延年益寿。

食物相宜相克

相宜食物 / 紫菜 + 甘蓝 = 保护心脏，促进神经系统发育

● 紫菜中含有丰富的牛磺酸，它可以保护心脏，促进神经系统发育，还有一定的解毒作用。牛磺酸的合成需要维生素 B_6 的参与，而甘蓝富含维生素 B_6。两者搭配，能发挥更好的功效。

紫菜 + 鸡蛋 = 补充维生素 B_{12} 和钙质

● 鸡蛋富含维生素 B_{12}，但不易被人体吸收；紫菜中富含钙，可提高维生素 B_{12} 的吸收率，与鸡蛋搭配，可有效补充维生素 B_{12} 和钙质。

相克食物 / 紫菜 + 柿子 = 影响钙的吸收

小贴士

1. 褐色、发红、霉变的紫菜千万不能购买。2. 紫菜极易发潮变质，应将其密封，置于低温干燥处储存。

海带 haidai

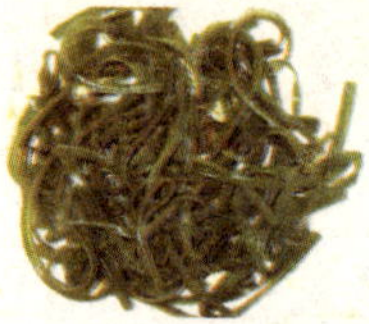

● **适用人群** / 癌症、甲状腺肿大、糖尿病、心血管疾病患者

● **不适用人群** / 甲状腺功能亢进、怀孕、胃寒、肠胃炎患者

海带含有丰富的碘、钙、铁、胡萝卜素及大量的纤维素、褐藻胶等，具有软坚化痰、清热利尿的功效。常食海带可使血中胆固醇含量降低，对血管硬化、冠心病、高血压有一定的预防和辅助疗效。

烹调宜忌

宜 1. 海带含有较高的有毒元素——砷，因此，烹制前应先用清水漂洗，然后浸泡 12~24 小时，并要勤换水。2. 用淘米水泡发海带，既易发易洗，烧煮时也易酥软；也可在煮海带时加少许食用碱或小苏打，但不可过多，煮的时间也不宜过长。

食用宜忌

宜 1. 海带中含有大量碘，碘是人体所必需的微量元素，是合成甲状腺的重要成分之一，对脱发和甲状腺肿大患者有疗效，还可以预防成年人由于碘缺乏造成的智力低下或痴呆症。2. 海带还是一种碱性食品，经常食用会增加人体对钙的吸收。

忌 1. 患有甲亢的病人不要吃海带，因海带中碘的含量较丰富，会加重病情。2. 孕妇和乳母也不要多吃海带，因为海带中的碘可随血液循环进入胎儿和婴儿体内，引起甲状腺功能障碍。

食物相宜相克

相宜食物 / 海带 + 芝麻 = 美容，防衰老

海带 + 豆腐 = 有助于维持人体的碘平衡

海带 + 生菜 = 补铁

五谷杂粮类

小麦 xiaomai

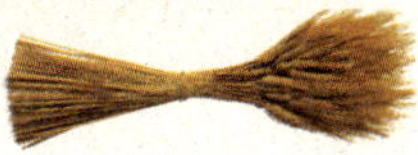

● **适用人群**／脚气病、失眠多梦、心悸不安者

小麦磨面粉后剩余的麦麸（即麦皮）有缓和神经紧张的功效，能除烦、解热、润脏腑。小麦麸含有丰富的维生素B_1和蛋白质，有治疗脚气病、末梢神经炎的功效。小麦胚芽有丰富的维生素E和人体必需的不饱和脂肪酸，能加速伤口愈合，有效消除眼睑水肿、眼袋及黑眼圈现象。

食用宜忌

忌 1. 小麦含有少量的氮化物，起类似镇静剂作用，慢性肝病患者不宜食用，否则会导致嗜睡甚至昏迷。2. 小麦不要碾磨得太精细，否则谷粒表层所含的维生素、矿物质等营养素和膳食纤维大部分会流失。

食物相宜相克

相宜食物／小麦＋豌豆＝预防结肠癌

● 小麦和豌豆中的丁酸盐含量都很丰富，能直接抑制大肠细菌的繁殖，是癌细胞生长的强效抑制物。若将两者搭配，可有效预防结肠癌。

小麦＋荞麦＝营养更全面

● 荞麦中富含的“叶绿素”和“芦丁”是小麦所没有的，而且荞麦中维生素B_1、维生素B_2的含量较多。两者搭配，营养更全面。

小麦＋鹌鹑蛋＝治疗神经衰弱　小麦＋莜麦＝提供全面营养

大米 dami

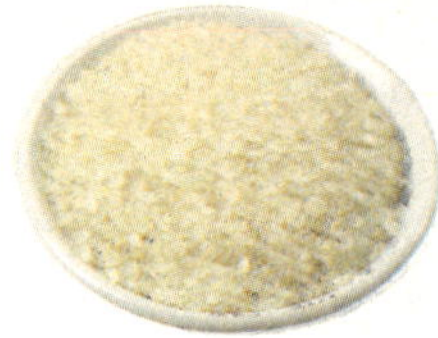

● **适用人群** / 老少皆宜，脾胃虚弱、烦热口渴者

● **不适用人群** / 糖尿病、胃酸患者

大米味甘性平，有补中益气、健脾养胃、通血脉、聪耳明目、止烦、止渴、止泻的功效。大米中富含的维生素E有消融胆固醇的神奇功效。大米含有优质蛋白，可使血管保持柔软，能降血压。大米中含有水溶性食物纤维，经常食用可预防动脉硬化。

烹调宜忌

宜 大米淘洗好，先往锅中滴入几滴植物油再煮，这样米饭不会黏锅。

忌 熬米粥时一定不要加碱。碱会破坏大米中最为宝贵的营养素。

食用宜忌

宜 米汤有益于婴儿的发育和健康，用米汤冲奶粉或作为辅食，对婴儿成长很有好处。大米还能预防动脉硬化，适合老年人食用。

食物相宜相克

相宜食物 / 大米 + 胡萝卜 = 改善胃肠功能

● 大米富含糖类，有补脾养胃的功效；胡萝卜含有较多的钾、钙、磷、铁等矿物质，两者同煮，对胃肠功能薄弱者很有好处。

相克食物 / 大米 + 蕨菜 = 降低维生素 B_1 的消化吸收

● 大米中富含维生素 B_1，而蕨菜中含有维生素 B_1 分解酶，不利于人体对维生素 B_1 的消化吸收。

小贴士

1. 黄瓜与大米煮粥食用能消除雀斑、增白皮肤。2. 米饭能去油渍。如果衣服上沾了油渍，可拿一小团米饭在油渍处不停地按压揉捏，这样做可以依靠米的黏性把油渍黏出来，然后再用洗涤剂清洗干净。

小米 xiaomi

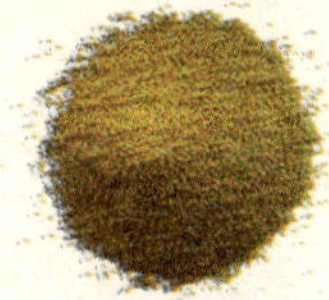

● **适用人群**/ 失眠、体虚、呕吐、反胃、腹泻患者

● **不适用人群**/ 胃寒者

中医认为，小米有健脾、和胃、安眠等功效。小米含蛋白质、脂肪、铁和维生素等，消化吸收率高，是幼儿的营养食品。小米中富含人体必需的氨基酸，是体弱多病者的滋补保健佳品。

烹调宜忌

宜 小米煮粥营养十分丰富，有“代参汤”之美称。小米宜与动物性食品或豆类搭配，可以提供人体更为完善、全面的营养。

食用宜忌

宜 适宜于失眠、体虚、低热者食用；还适宜脾胃虚弱、食不消化、反胃呕吐、泄泻者。

食物相宜相克

相宜食物/ 小米 + 鸡蛋 = 提高蛋白质的吸收

● 小米含 B 族维生素，可促进人体对蛋白质的吸收；鸡蛋中含有丰富的蛋白质。两者同食，能提高人体对蛋白质的吸收。

小米 + 红糖 = 补虚、补血

● 小米可健脾胃，补虚损，对于排出瘀血、补充失血有较好的作用。两者同食可以补虚、补血，尤其适合产妇。

相克食物/ 小米 + 杏仁 = 呕吐、泄泻

● 小米能健脾、和胃，使人安眠，杏仁生津止渴、润肺化痰、清热解毒，但小米和杏仁同食，会使人呕吐、泄泻，气滞者尤其忌用。

糯米 nuomi

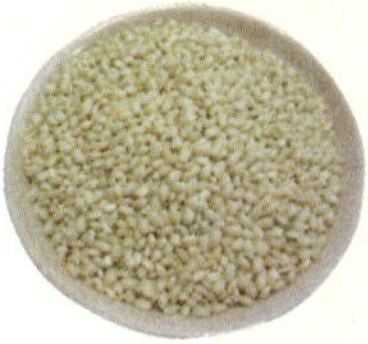

- **适用人群**／贫血、腹泻、脾胃虚弱、神经衰弱者
- **不适用人群**／腹胀、咳嗽、痰黄、发热患者

糯米味甘性温，能够补养体气，主要功能是温补脾胃，还能够缓解气虚所导致的盗汗、妊娠后腰腹坠胀、劳动损伤后气短乏力等症状。

烹调宜忌

宜 蒸煮糯米前要先浸两小时，蒸煮的时间要控制好，否则煮过头的糯米就失去了糯米的香气；若煮的时间不够长，糯米会生硬。

食用宜忌

宜 最适合在冬天食用，因为吃后会周身发热，有御寒、滋补的作用。糯米能滋补脾胃，对脾胃气虚、常常腹泻者有很好的治疗效果。

忌 糯米黏滞、难于消化，所以吃时要适量。儿童消化能力弱，最好别吃。

食物相宜相克

相宜食物／糯米＋红枣＝温中驱寒

- 糯米和红枣都属于温性味甘的食物，两者功能相似，同食具有很好的温中驱寒效果，可以治疗脾胃气虚。

糯米＋红豆＝改善脾虚腹泻和水肿

小贴士

1. 糯米以放了三四个月的为好，因为新鲜糯米不太容易煮烂，也较难吸收佐料的香味。2. 将几颗大蒜头放置在米袋内，可防止米因久存而长虫。

玉米 yumi

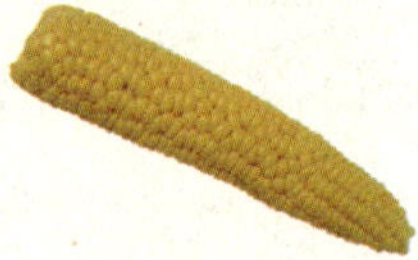

● **适用人群** / 便秘、高血压、动脉硬化患者

● **不适用人群** / 腹胀、尿失禁患者

玉米中的纤维素含量很高，为精米面的6~8倍，具有刺激胃肠蠕动、加速粪便排泄的特性。因此，常吃新鲜玉米能使大便通畅、防治便秘和痔疮，还能减少胃肠病的发生。玉米还有开胃及降血脂的功效。玉米含有黄体素、玉米黄质，尤其后者含量丰富，是抗眼睛老花的极佳食物。

烹调宜忌

宜 煮玉米渣粥、蒸窝头时，宜添加少量碱，使玉米中过多烟酸释放出来，还能保存维生素 B_1 和维生素 B_2。

食用宜忌

宜 黄体素、玉米黄质，可以预防老年黄斑性病变的产生。新鲜玉米中的维生素 A，对老年常见的眼干燥症、气管炎、皮肤干燥及白内障等有一定的辅助治疗作用。

忌 玉米发霉后能产生致癌物质，所以不要吃发霉的玉米。

食物相宜相克

相宜食物 / 玉米 + 小麦、黄豆 = 提高对蛋白质的吸收

玉米 + 鸽肉 = 防治神经衰弱

玉米 + 山药 = 获得更多营养

玉米 + 鸡蛋 = 防胆固醇过高

玉米 + 松仁 = 祛病强身，防癌、抗癌

小贴士

1. 将玉米面放在盛水的容器中，如果水变浑浊，并呈浅黄或深黄色，说明掺了颜料。2. 保存玉米棒子须将外皮和毛须去掉，洗净后擦干，用保鲜膜包起来放入冰箱。

黑米 heimi

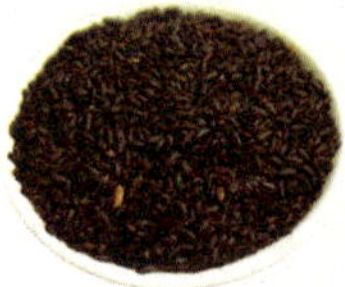

● **适用人群** / 贫血、头昏、视物不清、头发早白、糖尿病、心血管疾病患者

● **不适用人群** / 病后消化功能弱者

烹调宜忌

宜 只有用小火长时间熬才能熬出黑米的醇香和营养。黑米的米粒外有一层坚韧的种皮包裹，不容易煮烂，可事先浸泡一夜再煮，但泡米水不要倒掉，否则营养会随水流失。

食用宜忌

宜 产妇多吃黑米食品，身体可早日恢复。

薏米 yimi

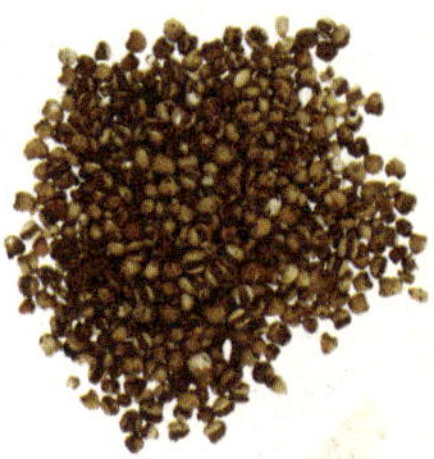

● **适用人群** / 胃痛、子宫颈癌、脚气病、水肿、关节炎患者

● **不适用人群** / 便秘、尿多、体弱者

烹调宜忌

宜 薏米煮粥前用清水浸泡半个小时，然后小火慢煮。

食用宜忌

宜 薏米对抗癌有比较显著的作用。特别适合癌症患者在放疗、化疗后食用。

燕麦 yanmai

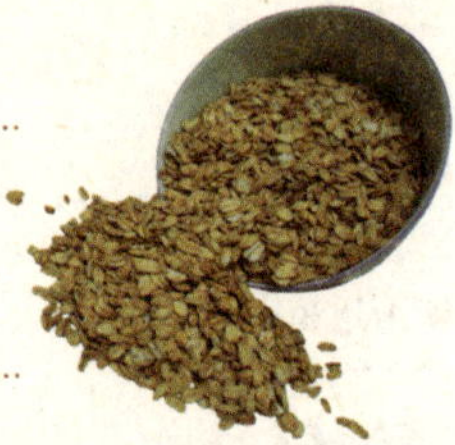

● **适用人群** / 便秘、糖尿病、脂肪肝、高血压、高脂血症、动脉硬化患者

● **不适用人群** / 皮肤过敏者

烹调宜忌

宜 食用燕麦片的一个关键是避免长时间高温煮，以防止维生素被破坏。燕麦片煮的时间越长，其营养损失就越大。

食用宜忌

忌 燕麦虽然营养丰富，但一次不可吃得太多，否则可能造成胃痉挛或者腹部胀气，须适量进食。

黑豆 heidou

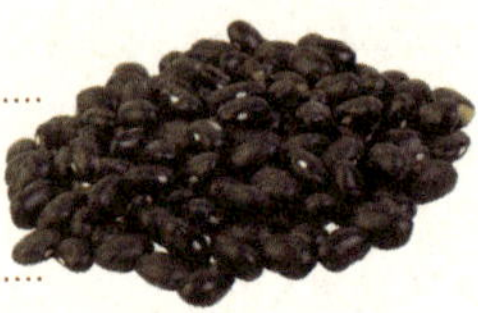

● **适用人群** / 高血压、心脏病患者

● **不适用人群** / 儿童、胃肠功能不良者

烹调宜忌

宜 用水轻洗黑豆数次后捞起，将杂质去除，沥干后即可烹调。如果要打成汁饮用，可以先将黑豆浸泡一夜，这样比较易于搅拌；如果要烹煮，可先浸泡 2~4 小时。

食用宜忌

忌 豆类的嘌呤含量较高，尿酸过高者不宜一次食用太多。

蚕豆 candou

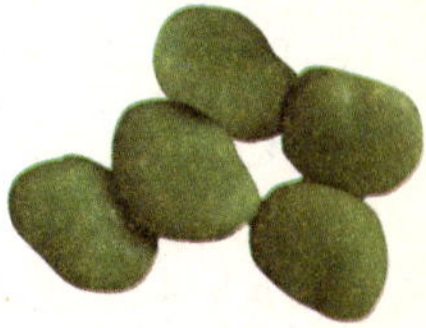

● **适用人群** / 普遍适宜

● **不适用人群** / 有蚕豆过敏史者

烹调宜忌

宜 生蚕豆应多次浸泡或用水焯过后再进行烹制。老蚕豆适宜剥成豆瓣炒着吃，或者放在米中烧豆饭吃。

食用宜忌

宜 蚕豆味甘性平，有健脾利湿功效，特别适合脾虚腹泻者食用。

忌 蚕豆不可生吃，也不可多吃，以防腹胀。少数人吃蚕豆后会发生急性溶血性贫血，也就是俗称的“蚕豆黄病”，应尽快送医院救治。

扁豆 biandou

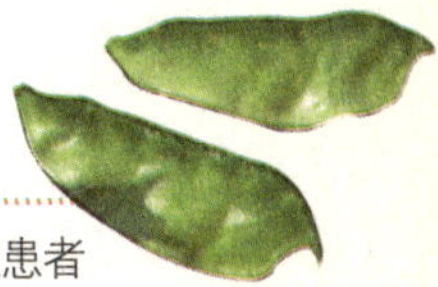

● **适用人群** / 妇女白带过多、皮肤瘙痒、食欲不振患者

● **不适用人群** / 腹胀患者

烹调宜忌

宜 扁豆中含有皂素和植物血凝素两种有毒物质，必须在高温下才能被破坏，烧熟煮透后，有毒蛋白质就失去毒性，否则会引起呕吐、恶心、腹痛、头晕等毒性反应。

食用宜忌

宜 皮肤瘙痒、急性肠炎者更适合。糖尿病患者由于脾胃虚弱，经常感到口干舌燥，平时最好多吃扁豆。

黄豆

huangdou

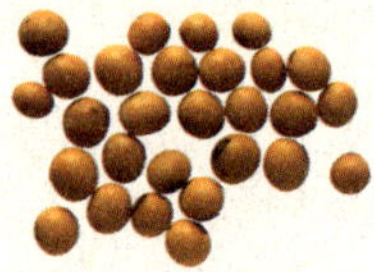

● **适用人群** / 糖尿病、高血压、高脂血症、冠心病、癌症、贫血患者

● **不适用人群** / 痛风、尿酸过多、黄豆过敏者

黄豆含有丰富的蛋白质，可以增强人体的抵抗力，黄豆中还含有一种蛋白酶，可以抑制皮肤癌、膀胱癌，尤其对女性乳腺癌的抑制更为明显，其功效可达50%。经常食用黄豆或黄豆制成的食物，可以预防动脉粥样硬化、促进血液循环。

烹调宜忌

宜 豆炒熟，磨成粉后即可食用，可以加牛奶、蜂蜜冲泡。煮黄豆前，先把黄豆用水泡一会儿，这样容易熟，煮的时候放一些盐，这样比较容易入味。

食用宜忌

宜 黄豆中的大豆纤维可以缩短食物通过肠道的时间，适合减肥者食用。

忌 黄豆不宜生吃。黄豆在消化过程中易产生气体，造成腹胀，所以有消化不良、慢性消化道疾病者应少吃。

食物相宜相克

相宜食物 / 黄豆 + 牛蹄筋 = 防颈椎病、美容

相克食物 / 黄豆 + 酸奶 = 影响钙的消化吸收

黄豆 + 虾皮 = 影响钙的消化吸收

● 虾皮中钙的含量很高，黄豆富含维生素，混合食用会影响钙的吸收。

绿豆 lüdou

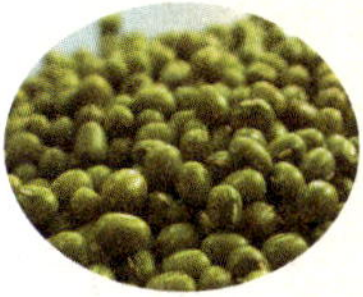

● **适用人群** / 高血压、水肿、红眼病、轻微食物中毒者

● **不适用人群** / 腹泻、体虚、肠胃不佳者

绿豆又叫青小豆，蛋白质含量几乎是大米的3倍，多种维生素、钙、磷、铁等无机盐都比大米多，其赖氨酸含量更是大米和小米的1～3倍。绿豆不但具有良好的食用价值，还具有非常好的药用价值，有“济世之食谷”的美称。绿豆有降血脂、解毒之效，能降低胆固醇、养护肾脏。

烹调宜忌

宜 老少皆宜，四季均可。绿豆煮前浸泡，可缩短煮熟的时间。

忌 1. 煮绿豆忌用铁锅，因为豆皮中所含的单宁质遇铁后会发生化学反应，生成黑色的单宁铁，并使汤汁变为黑色，影响味道及人体的消化吸收。2. 绿豆不宜煮得过烂，以免有机酸和维生素遭到破坏，降低清热解毒的功效。3. 绿豆必须煮熟，否则腥味强烈，食后易恶心、呕吐。

食用宜忌

忌 绿豆具有解毒的功效，体质虚弱和正在吃中药者不要多吃。绿豆性凉，脾胃虚寒、肾气不足、腰痛的人不宜多吃。

食物相宜相克

相宜食物 / 绿豆 + 燕麦 = 控制血糖含量

● 绿豆中含淀粉较多，易在人体内转化为血糖，使血糖含量升高；燕麦有抑制血糖值上升的作用。若两者搭配，既可补充必要的营养，又可有效控制血糖含量，是糖尿病患者的理想食品。

相克食物 / 绿豆 + 狗肉 = 中毒

豆腐 doufu

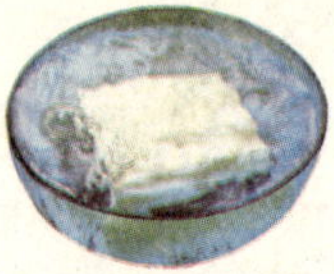

● **适用人群** / 心血管疾病、糖尿病、癌症患者

● **不适用人群** / 痛风、肾病、缺铁性贫血、腹泻患者

豆腐中蛋白质含量高，含有8种人体必需的氨基酸，还含有动物性食物缺乏的不饱和脂肪酸、卵磷脂等。因此，常吃豆腐可以保护肝脏，促进机体代谢，增加免疫力并且有解毒作用。

烹调宜忌

宜 将鲜豆腐放在淡盐水中泡半小时之后再烹调，就不会破碎了。豆腐下锅前，先在开水中浸泡十几分钟，便可除去泔水异味，这样做的豆腐口感好，味美香甜。

食用宜忌

宜 蛋类、肉类蛋白质中的蛋氨酸含量较高，豆腐应与此类食物混合食用，如豆腐炒鸡蛋、肉末豆腐、肉片烧豆腐等。这样搭配食用，可提高豆腐中蛋白质的利用率。

忌 胃寒、易腹泻、腹胀脾虚者以及服用四环素类药物时，不宜吃豆腐。

食物相宜相克

相宜食物 / 豆腐 + 鱼 = 补钙

豆腐 + 萝卜 = 有利消化

相克食物 / 豆腐 + 蜂蜜 = 有损听力、腹泻

豆腐 + 葱 = 影响钙质吸收

● 豆腐含有丰富的蛋白质、钙等营养成分；葱中含有大量草酸。当豆腐与葱合在一起时，豆腐中的钙与葱中的草酸结合形成白色沉淀物——草酸钙，使豆腐中的钙质遭到破坏。

豆腐 + 血豆腐 = 破坏营养成分

腐竹 fuzhu

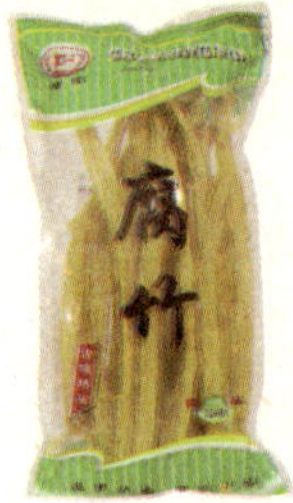

● **适用人群** / 高脂血症、动脉硬化患者

● **不适用人群** / 糖尿病、痛风患者

烹调宜忌

宜 腐竹应温水泡，若热水泡会外烂里硬，冷水泡则太慢。

食用宜忌

忌 肾炎或肾功能不全者最好少吃，否则会使血中非蛋白氮增高，加重病情。糖尿病酮症酸中毒患者以及痛风患者慎食，正在服用四环素、帕吉林等药物的人也应慎食。

豆腐干 doufugan

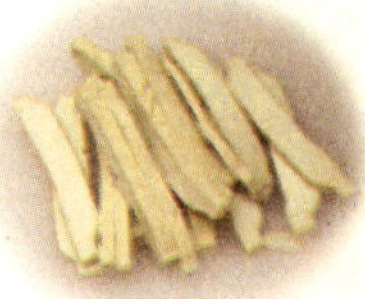

● **适用人群** / 肥胖者、血管硬化、高脂血症、高胆固醇血症患者

● **不适用人群** / 糖尿病、肾脏病、高脂血症患者

烹调宜忌

宜 切豆腐干前可先煮一会儿（沸水中放点盐）捞出，趁热摊平，用重物压实，凉透再切。这样切既省力，又不碎不乱，容易切成很细的丝，也没有豆腥味了。

食用宜忌

宜 患肥胖症和心血管疾病的人，常吃豆腐干可以降低胆固醇，防止血管硬化。

水果类

苹果 pingguo

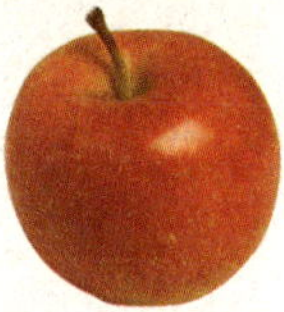

● **适用人群**／减肥、胃炎、腹泻、高血压、结肠炎患者

● **不适用人群**／胃寒、脾胃虚弱者

苹果中含有丰富的糖类、维生素和微量元素，尤以维生素A和胡萝卜素的含量较高。苹果含有丰富的水溶性食物纤维——果胶，有保护肠壁、活化肠内有用的细菌、调整胃肠功能的作用。

食用宜忌

宜 苹果有酸有甜。糖尿病人宜吃酸苹果；防治心血管病和肥胖症，应选甜苹果吃；治疗便秘时应选熟苹果吃；结肠炎引起的腹泻，宜吃擦成丝的生苹果；睡前吃苹果可以消除口腔内的细菌；止咳和治疗嗓子哑，宜喝榨成汁的生苹果。苹果中含有大量的槲皮苷和黄酮类抗氧化剂，可保护肺免受污染和烟的影响。苹果有着天然的怡人香气，具有明显的消除压抑感的作用。

忌 苹果中的维生素和果胶等有效成分多含在皮和近皮部分，所以应该把苹果洗干净食用，尽量不要削去表皮。

食物相宜相克

相宜食物／苹果＋腌制食品＝防癌

苹果＋银耳＝润肺止咳

苹果＋香蕉＝防止铅中毒

苹果＋绿茶＝防癌、抗老化

苹果＋茶叶＝保护心脏

相克食物／苹果＋海味＝腹痛、恶心、呕吐

香蕉 xiangjiao

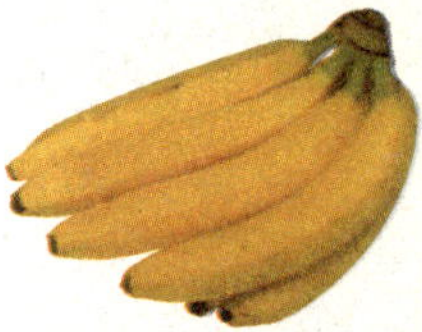

● **适用人群** / 癌症、胃溃疡、冠心病、高血压、动脉硬化、便秘者

● **不适用人群** / 腹泻、胃酸过多、痛经者

香蕉可提供较多的能降低血压的钾离子，有抵制钠离子升压及损坏血管的作用，因此常吃香蕉可防治高血压。香蕉中含有多种营养物质，而且含钠量低，不含胆固醇，食后既能供给人体各种营养素，又不会使人发胖。因此常食香蕉可预防神经疲劳，尤其适合于老年人食用。

食用宜忌

忌 不宜空腹吃香蕉。因香蕉中含较多的镁元素，空腹吃会使人体中的镁骤然升高而破坏血液中的镁钙平衡，对心血管产生抑制作用，不利于身体健康。患有关节炎、肌肉疼痛、肾炎，特别是心力衰竭、水肿的患者，不要大量食用香蕉。

食物相宜相克

相宜食物 / 香蕉 + 牛奶 = 提高对维生素 B_{12} 的吸收

● 牛奶含有一定量的维生素 B_{12}，与香蕉同食，香蕉中的叶酸可提高人体对维生素 B_{12} 的吸收率。

香蕉 + 燕麦 = 提高血清素含量，改善睡眠

● 香蕉含有较多的维生素 B_6，可帮助提高人体内的血清素含量；燕麦的谷皮也有助于提高人体内的血清素含量，它可以改善睡眠状况。两者搭配，更有助于提高血清素含量，改善睡眠。

香蕉 + 土豆 = 可有效预防结肠癌

● 香蕉和土豆中富含丁酸盐，它能直接抑制大肠细菌的繁殖，是癌细胞生长的强效抑制物质，若将两者搭配，可有效预防结肠癌。

相克食物 / 香蕉 + 芋头 = 腹胀

西瓜 xigua

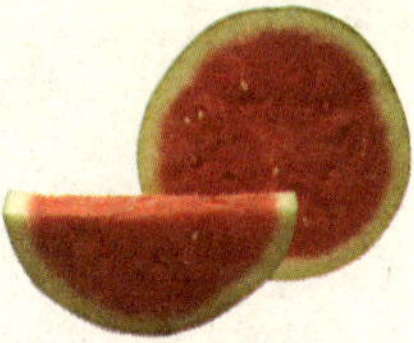

● **适用人群** / 高血压、水肿、黄疸性肝炎、胆囊炎、口疮患者

● **不适用人群** / 胃寒、腹泻患者、经期女性

西瓜瓤包含了人体所必需的各种营养，葡萄糖、果糖、蔗糖、维生素、胡萝卜素、蛋白质及各种氨基酸、果酸和钙、磷、铁等矿物质，具有消暑清热、除烦止渴、利尿消肿的功效，是治疗中暑、高血压、肾炎、尿路感染、口疮、醉酒等的良药。

烹调宜忌

宜 西瓜做菜的最佳部位是瓜皮。西瓜皮又名翠皮或青衣，削去表层老皮后可切成丝、片、块，采用烧、煮、炒、焖、拌等方法烹调。

食用宜忌

忌 西瓜性寒凉，因此体质虚弱者、月经过多者、消化能力弱的慢性胃炎患者、年老者，不宜多食。西瓜含有约5%的糖分，糖尿病患者吃西瓜过量，还会导致血糖升高、尿糖增多等后果，严重的还会中毒昏迷。如果一次吃25~50克西瓜，对糖尿病患者影响不大，所以糖尿病患者吃西瓜要适量。

食物相宜相克

相克食物 / 西瓜 + 海虾 = 呕吐、头晕、恶心、腹痛、腹泻

西瓜 + 鱼肉 = 降低锌的吸收

● 西瓜中含有丰富的水溶性纤维；鱼肉中锌的含量高。两者同食，就会降低人体对锌的吸收。

西瓜 + 冰淇淋 = 腹泻

西瓜 + 油果子 = 呕吐

西瓜 + 羊肉 = 伤元气

菠萝 boluo

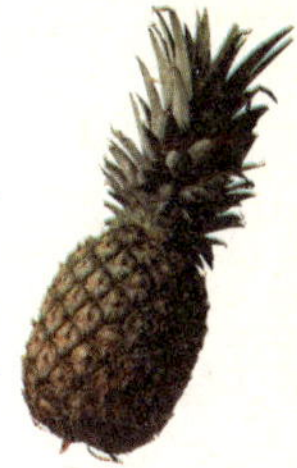

● **适用人群** / 腹泻、消化不良、食欲不振者
● **不适用人群** / 湿疹、疥疮、发热、凝血功能障碍患者

烹调宜忌

宜 为保持新鲜口味，可将菠萝浸入盐水 30 分钟后取出，清水洗去咸味，可使菠萝味更甜，还能使有害物质分解在盐水里。

食用宜忌

宜 饭后食用有助于消化。菠萝中所含糖、盐类和酶有利尿作用，适当食用对高血压病患者有益。

忌 菠萝含有蛋白酶，过敏体质者食之会引起中毒。由于“菠萝朊酶”有溶解阻塞于组织中的纤维蛋白质和血凝块的作用，因此溃疡病、凝血功能障碍患者禁食菠萝。发热及患有湿疹、疥疮者不宜多吃。

木瓜 mugua

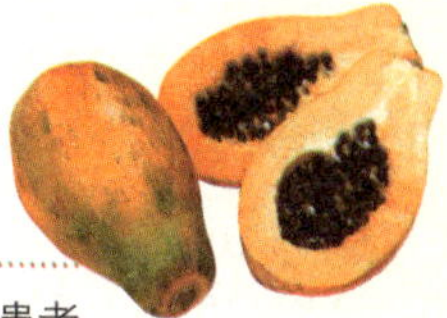

● **适用人群** / 风湿性关节炎、脚气病、消化不良患者
● **不适用人群** / 过敏体质、小便淋痛患者及孕妇

烹调宜忌

宜 木瓜、鲜奶、蜂蜜、椰子汁同食，能有效消除疲劳，对消化不良者也颇有裨益。

食物相宜相克

相宜食物 / 木瓜 + 牛奶 = 美容　　木瓜 + 蜂胶 = 抗菌消炎

桃 tao

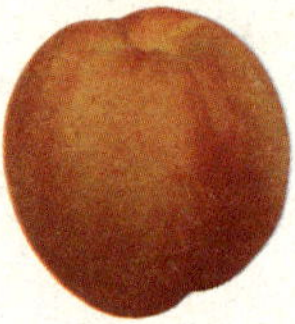

● **适用人群** / 低血糖、低血钾、肺病、肝病、缺铁性贫血患者

● **不适用人群** / 胃肠不佳者、老人

食用宜忌

宜 1. 桃子味甘、酸，性热，有补心、解渴、消积、润肠的功效，所以适合低血糖、便秘、肺病、虚劳喘咳的患者食用。2. 桃子还补气养血，可用于贫血、高血压等病症的辅助调养。

忌 夏天食桃，可养阴生津，润肠燥。但多吃桃子会使人腹胀，因此胃肠功能不良者及老人、儿童均不宜多吃。

杏 Xing

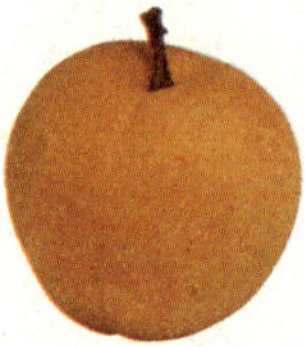

● **适用人群** / 痢疾、咳喘患者

● **不适用人群** / 肠胃病患者

食用宜忌

宜 甜杏仁有润肺、止咳、滑肠之功效，适合干咳无痰、肺虚久咳及便秘等症；苦杏仁对于因伤风感冒引起的多痰、咳嗽气喘、大便燥结等症疗效显著。

忌 产妇、幼儿、病人，特别是糖尿病患者，不宜吃杏。杏虽好吃但不可食之过多。因为其中苦杏仁苷的代谢产物会导致组织细胞窒息，严重者会抑制中枢神经，导致呼吸麻痹，甚至死亡。但是，加工成的杏脯、杏干，有害的物质已经挥发或溶解掉，可以放心食用。平时在家里，可将杏制成杏汁饮料，或浸泡水中清洗数次后再吃，不但卫生还有益于健康。

梨 li

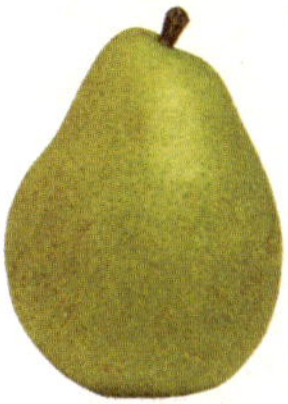

● **适用人群**／高血压、心脏病、肝炎、肝硬化、支气管炎、口渴患者

● **不适用人群**／胃寒、腹泻、风寒咳嗽患者

梨味甘性寒，有止咳化痰、清热降火、养血生津、润肺去燥、润五脏等功效，还有清热消痰、降低血压、镇静安神的作用，对高血压、心脏病、口渴便秘、头昏目眩、失眠多梦患者，有良好的辅助作用。同时，对肝炎、肝硬化患者来说，更是良好的保健食品。

食用宜忌

宜 梨既可生食，也可熟食，捣烂饮汁，切片煮粥或煎汤服用均可。梨除了鲜食外，还可以制成罐头、果酒等各类加工品。“梨膏糖”就是用梨加蜂蜜熬制成的。梨皮的润肺止咳作用最好，因此生吃时，可将皮洗净，带皮一起吃。

忌 身体阳虚、畏寒肢冷者、腹胃虚弱者、孕妇不宜多吃。

食物相宜相克

相宜食物／梨＋猪肺＝清热润肺、助消化

● 梨性微凉，可以清热解毒；猪肺性平，有补肺润燥的作用。两者同煮，可以清热润肺、助消化。

梨＋蜂蜜＝缓解咳嗽

● 梨可以生津清热止渴，因其性寒，可煮熟后食用；蜂蜜有润肠通便、润肺止咳、解毒等作用。若将煮熟的梨拌入蜂蜜同食，可有效缓解咳嗽。

梨＋胖大海、冬瓜子、蝉蜕、冰糖＝滋润喉头、补充津液

相克食物／梨＋开水＝刺激肠胃，导致腹泻

● 梨性寒，有导泻的作用，与开水同食，冷热夹杂，易刺激肠胃，导致腹泻。

草莓 caomei

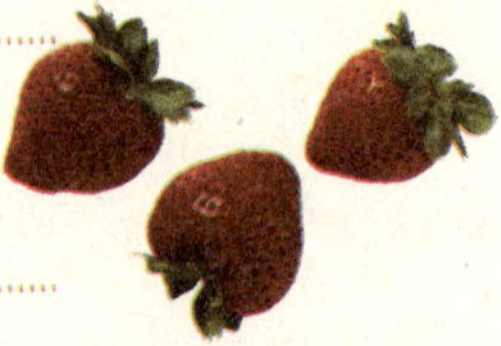

● **适用人群** / 风热咳嗽、腹泻、肺癌、喉癌、鼻咽癌、扁桃体癌患者

● **不适用人群** / 尿路结石、肠滑便泻患者

食用宜忌

宜 1. 草莓中含有一种胺类物质，对白血病、再生障碍性贫血等血液病有辅助治疗作用。2. 草莓含有的维生素和矿物质具有良好的保健作用，尤其适宜老人和儿童食用。3. 草莓对冠心病、高血压、高脂血症、动脉硬化、便秘、贫血、肺结核、气虚、消化不良、暑热烦渴、糖尿病、尿频、遗精遗尿等多种病症有辅助治疗作用。

食物相宜相克

相宜食物 / 草莓 + 牛奶 = 有利于吸收维生素 B_{12}

● 草莓中的叶酸含量较高，牛奶含有维生素 B_{12}，叶酸有利于人体对维生素 B_{12} 的吸收和利用。

杨梅 yangmei

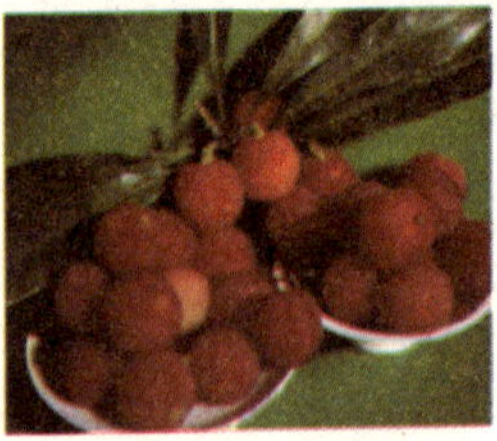

● **适用人群** / 痢疾、腹痛、食欲不振者

● **不适用人群** / 溃疡病、牙痛、胃酸过多、上火者

食用宜忌

宜 盐水浸洗，一则有清洁消毒的功效，二则可以减少杨梅的酸味。杨梅中的果酸可以阻止体内的糖转化成脂肪，是减肥者的理想食品。

忌 杨梅对胃黏膜有一定的刺激作用，所以胃溃疡患者不宜食用。

橘子 juzi

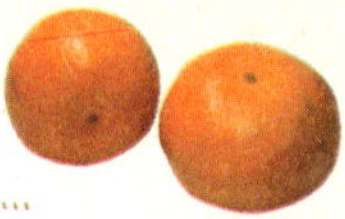

● **适用人群** / 急慢性气管炎、咳嗽、消化不良、高血压、冠心病、脑血管疾病患者

● **不适用人群** / 胃溃疡、风寒咳嗽、泌尿系统结石患者

食用宜忌

宜 橘子对治疗急慢性支气管炎、老年气喘有较好的效果。

忌 1. 橘子不可一次吃得过多，患有口疮、食欲不振、大便秘结的人食之会加重病情。2. 咳嗽多痰者不宜多食橘子。3. 大肠泻痢者禁用。

食物相宜相克

相宜食物 / 橘子 + 玉米 = 有利于吸收维生素

相克食物 / 橘子 + 萝卜 = 甲状腺肿大

橙子 chengzi

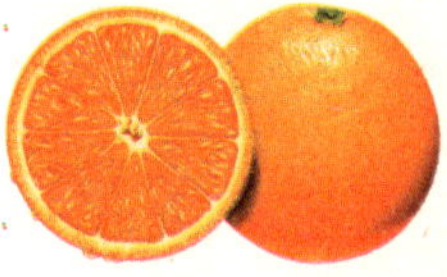

● **适用人群** / 便秘、宿醉、病后复原者

● **不适用人群** / 感冒、贫血、脾胃虚弱者

食用宜忌

宜 饮酒过多、宿酒微醒者，恶心欲吐、甲状腺肿瘤患者。

忌 糖尿病患者，淋巴结核、疟疾发热者忌食。脾胃虚弱、腹泻者少食，以免肠胃不适。

食物相宜相克

相克食物 / 橙子 + 牛奶 = 影响消化

橙子 + 水獭肉 = 头晕、恶心

山楂 shanzha

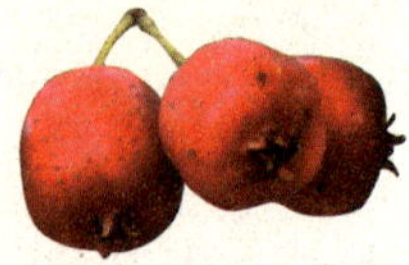

● **适用人群** / 食欲不振、心血管疾病患者

● **不适用人群** / 脾胃虚弱者

山楂具有健胃消食、降压降脂之功效，具有利尿和镇静作用。它能开胃消食，增强机体免疫力，可抗衰老。山楂还有活血化瘀的功效，有助于解除局部瘀血，对跌打损伤也有辅助治疗作用。

烹调宜忌

忌 不宜用铁锅煮山楂，因为这些酸性果品中含有果酸，遇到铁后会发生化学反应，产生低铁化合物，引起中毒。

食用宜忌

宜 山楂有强心作用，对老年性心脏病有益。

忌 山楂会刺激子宫收缩，孕妇不宜食用，否则易引起流产。空腹时不可多吃。山楂具有降血脂的作用，血脂过低者多食山楂会影响健康。食用山楂不可贪多，而且食用后还要注意及时漱口，以防伤害牙齿。

食物相宜相克

相宜食物 / 山楂 + 芹菜 = 补血、消食、通便

● 山楂富含维生素 C，与芹菜搭配，有利于人体对芹菜中铁元素的吸收利用，有补血作用；山楂可以开胃消食，芹菜中含有较多粗纤维，两者搭配，还有消食通便的作用。

山楂 + 鸡肉 = 促进蛋白质的吸收

● 鸡肉含有丰富的蛋白质，山楂中所含的 B 族维生素能促进人体对蛋白质的吸收。

相克食物 / 山楂 + 南瓜 = 破坏维生素 C

山楂 + 黄瓜 = 破坏维生素 C

山楂 + 海鲜 = 不易消化，引起便秘、腹痛、恶心

樱桃 yingtao

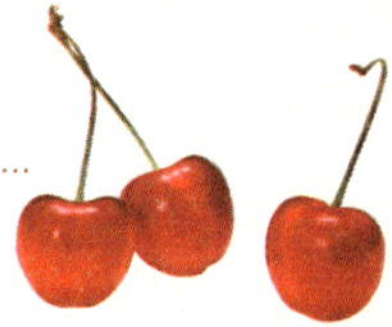

● **适用人群** / 食欲不振、消化不良、风湿腰痛、瘫痪、小儿麻痹症患者

● **不适用人群** / 阴虚火旺、便秘、痔疮、高血压患者

烹调宜忌

宜 放清水中加少许盐浸泡一会儿，能保证果皮表面无残留物。

食用宜忌

忌 樱桃多吃容易上火，所以便秘、痔疮、高血压、喉咙肿痛者少吃为宜。樱桃补气养血，不过每天的食用量不能超过 200 克。

葡萄 putao

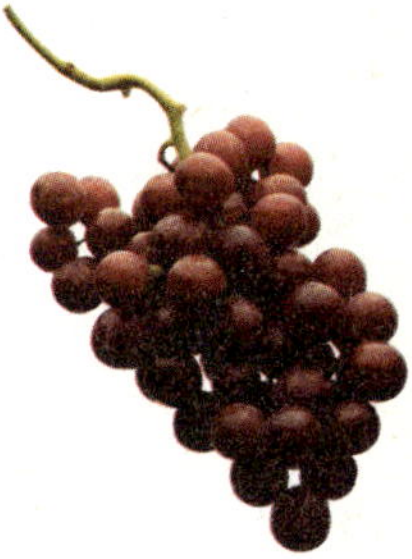

● **适用人群** / 肝病、肾炎、水肿、贫血、疲劳、盗汗、筋骨痛患者

● **不适用人群** / 脾胃虚弱、肥胖者

烹调宜忌

宜 清洗葡萄一定要彻底，先把果粒都摘下来，用清水泡 5 分钟左右，再逐个清洗。

食用宜忌

宜 体倦乏力、未老先衰、神经衰弱者适宜食用；贫血、肝病、高血压、肾炎、水肿、风湿性关节炎、骨节疼痛、肺虚咳嗽、盗汗及癌症患者适宜食用；孕妇、儿童适宜食用。

白果 baiguo

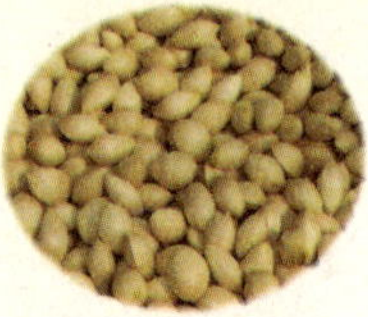

● **适用人群** / 支气管哮喘、慢性气管炎、肺结核患者
● **不适用人群** / 呕吐者及儿童

烹调宜忌

宜 白果含有氢氰酸，是一种有毒物质。要经过水泡、水煮、油炸（煎炒）等工序，去除毒质后做成熟食才可以吃。

食用宜忌

宜 白果味甘苦涩，具有敛肺气、止喘咳的功效，对于肺病咳嗽及各种哮喘痰多者，均有辅助食疗作用。

忌 白果宜熟食。消化不良、腹胀，发热者不宜食用白果。白果每次食用量以10~20粒为宜，多吃可能会中毒。

桂圆 guiyuan

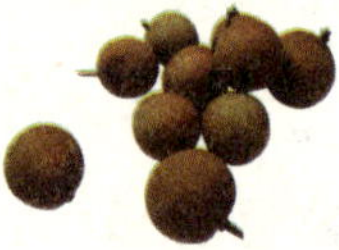

● **适用人群** / 贫血、心悸、失眠、健忘、神经衰弱、产后虚弱者
● **不适用人群** / 阴虚火旺者

食用宜忌

宜 桂圆性平和，适宜老年人、产后体虚、气血不足或营养不良、贫血者食用，产后病后宜食。桂圆提取物对肿瘤细胞有抑制作用，适宜于肿瘤患者。

忌 桂圆易生内热，虚火旺盛、风寒感冒、消化不良、内有痰火或湿滞时不宜食用，孕妇也不宜食用。

栗子 lizi

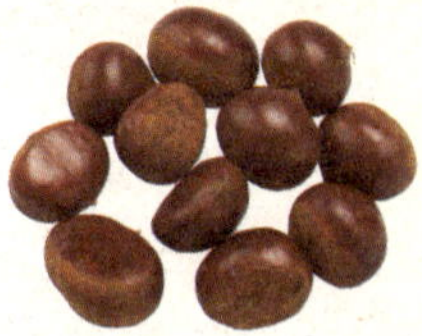

● **适用人群** / 气管炎咳喘、肾虚、尿频、腰酸、腿脚无力者

● **不适用人群** / 便秘者、产妇、儿童

烹调宜忌

宜 烹制前用淡盐水浸泡 5 分钟，以去除表面的残留物。

食用宜忌

宜 高血压、冠心病、动脉硬化患者宜食用，适用于肾虚所致的腰膝酸软、小便多和脾胃虚寒引起的慢性腹泻及外伤骨折、瘀血肿痛、皮肤生疮、筋骨痛等。

忌 栗子不易消化，不宜过量食用，否则容易发生滞气。

莲子 lianzi

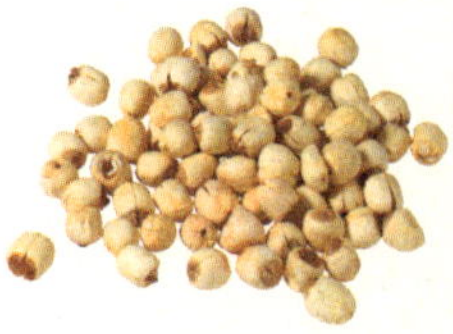

● **适用人群** / 慢性腹泻、癌症、失眠、多梦、遗精、心慌者

● **不适用人群** / 便秘、消化不良、腹胀者

烹调宜忌

宜 莲子一定要先用热水泡一会儿再烹调，否则不好吃，还会延长烹调时间。火锅内加入莲子，有助于均衡营养。

食用宜忌

忌 消化不良与大便干燥者不宜多食。

其他类

葱 cong

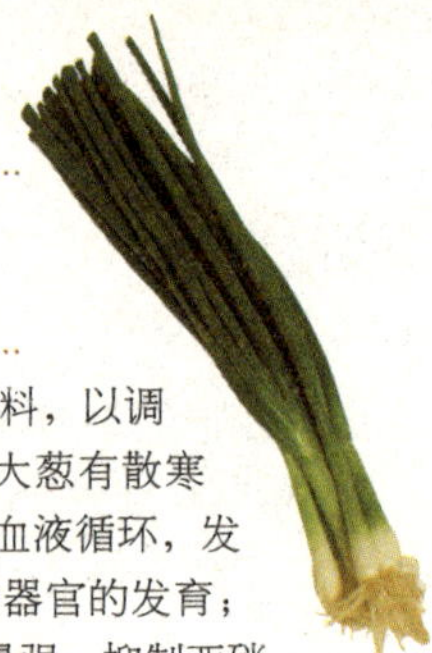

- **适用人群**／感冒、发热、食欲不振、咳嗽者
- **不适用人群**／腋臭、多汗、溃疡病患者

大葱味辛性温，辣味浓，可作为日常膳食的调料，以调和各种菜肴，故古代称之为“和事草”。大葱有散寒发汗、祛痰健胃的功效，可兴奋神经系统，促进血液循环，发汗，增强消化液分泌，增进食欲；促进胎儿组织器官的发育；杀菌抑菌，尤其是对痢疾杆菌、皮肤真菌抑制力最强；抑制亚硝酸盐的生成，防止癌症的发生。

食用宜忌

宜· 大葱适宜伤风感冒、发热无汗、头痛鼻塞、咳嗽痰多者，或感受寒邪引起的腹痛腹泻者，或胃寒食欲不振者，或孕妇，或头皮多屑而痒者食用。

忌· 表虚多汗、腋臭、眼病、胃肠道溃疡者忌食。

食物相宜相克

相宜食物／葱 + 猪肉 = 增强体力、预防老年痴呆症
葱 + 兔肉 = 排毒养颜　　葱 + 毛豆 = 改善睡眠

相克食物／葱 + 鸡蛋 = 不利于蛋白质吸收　　葱 + 豆腐 = 形成草酸钙结石
葱 + 蜂蜜 = 腹胀、腹泻

蒜 suan

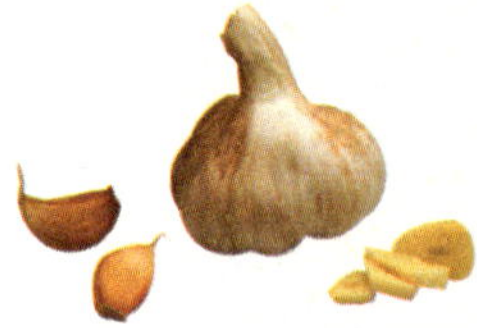

● **适用人群** / 心血管疾病、感冒、铅中毒者

● **不适用人群** / 眼疾、肠胃疾病、溃疡、更年期综合征患者

烹调宜忌

宜 蒜素遇热易分解，会降低杀菌功效，因此以生吃为佳。

食用宜忌

宜 蒜适宜糖尿病患者，或经常接触铅或有铅中毒倾向者，或肺结核患者，或钩虫、蛲虫患者，或百日咳患儿，或痢疾、肠炎、伤寒患者，或胃酸减少及胃酸缺乏者食用。

忌 胃肠道疾病，如胃炎、胃溃疡患者忌食；肝病患者不宜多食。

姜 jiang

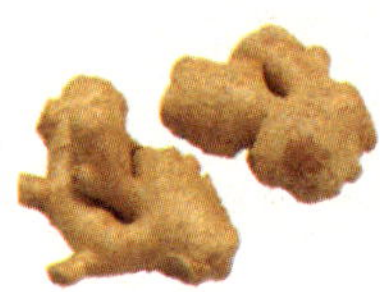

● **适用人群** / 感冒、晕车者及寒性痛经、产妇

● **不适用人群** / 肝炎、糖尿病、痔疮、眼疾患者

食用宜忌

宜 生姜适宜伤风感冒引起的头痛、全身酸痛、咳嗽吐白色黏痰、胃寒疼痛及寒性呕吐者，或鱼、蟹、野禽等中毒引起的腹痛吐泻者，妇女产后受寒或瘀血腹痛者，或晕车、晕船者，或女性经期受寒及寒性痛经者，或慢性胆囊炎、胆结石者食用。

忌 阴虚内热、内火偏盛者，患有目疾、痈疮及痔疮者，肝炎患者，多汗者，糖尿病及干燥综合征患者忌食。孕妇忌生食姜片、姜块。

辣椒 lajiao

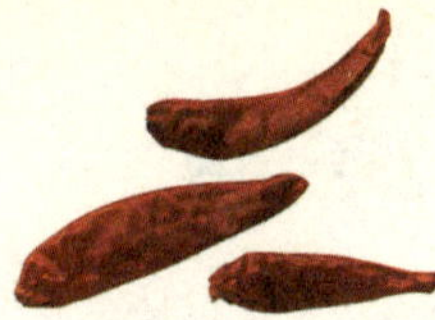

● **适用人群**/食欲不振、胃寒、贫血、坏血病、风湿性关节炎患者

● **不适用人群**/肠胃炎、消化性溃疡、高血压、肺结核患者

辣椒含丰富的维生素C和维生素P，因为维生素P可防止维生素C的氧化，并促进维生素C的吸收，所以，辣椒加热也不易使维生素C流失。

食用宜忌

宜 食欲不振及胃寒者宜适量食用，贫血及坏血病患者宜适量食用，风湿性关节炎及冻疮患者宜食用或外擦。

忌 肠胃炎及消化性溃疡患者不宜食用，高血压及肺结核病患者不宜多食，牙痛和有眼疾者不宜食用。

花椒 huajiao

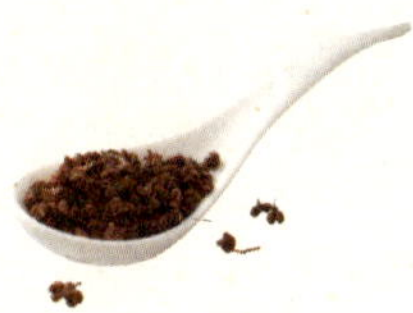

● **适用人群**/风湿性关节炎、腹痛、食欲不振者

● **不适用人群**/更年期综合征患者、孕妇

食用宜忌

宜 花椒适宜胃寒冷痛、食欲不振、呕吐清水、肠鸣便溏者，或哺乳期妇女断奶者、风湿性关节炎患者、蛔虫病腹痛患者、肾阳不足者、尿频者食用。

忌 花椒性热，阴虚火旺者或孕妇勿食。

食物相宜相克

相宜食物/花椒＋豆腐＝解毒健胃　　花椒＋猪肉＝补充铁质

相克食物/花椒＋羊肉＝便秘

醋 cu

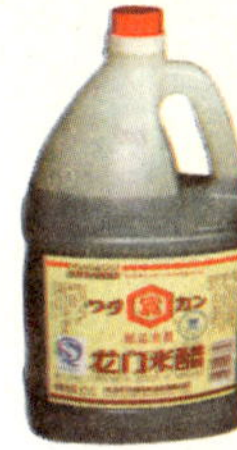

● **适用人群**/ 高血压、泌尿系统结石、风疹、腹痛者

● **不适用人群**/ 胃酸、咳嗽、筋骨受伤者

烹调宜忌

宜 烹调用的器具不能用铜制的，因为醋能溶解铜，引起“铜中毒”。

食用宜忌

宜 醋适宜慢性萎缩性胃炎、胃酸缺乏者，或晕船、晕车者，或醉酒者食用，或鱼骨鲠喉时含服。水肿之人，经常饮服少许醋开水，有很好的消肿作用。

忌 脾胃有湿、筋脉拘挛者，胃溃疡及胃酸过多者，过敏者、低血压者，骨折患者治疗期间勿食。

蜂蜜 fengmi

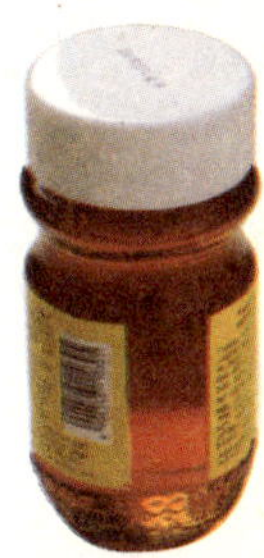

● **适用人群**/ 肝炎、胃病、心脏病、高血压、肾炎、贫血、便秘、十二指肠溃疡患者

● **不适用人群**/ 糖尿病患者、刚出生的婴儿

烹调宜忌

宜 蜂蜜应以温水冲服，不可用沸水冲，更不宜煎煮。

食用宜忌

宜 蜂蜜适宜肺燥咳嗽、干咳无痰者；或肠燥便秘，尤其是老年、产后、病后体虚便秘者；或生长发育期儿童；或神经衰弱、失眠者食用。

白糖 baitang

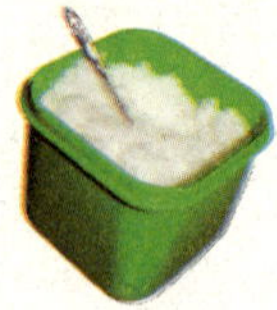

- **适用人群** / 低血糖患者、孕产妇
- **不适用人群** / 糖尿病、高血压、肾病、肥胖症患者

食用宜忌

宜 白糖适宜肺虚咳嗽、口干燥渴，或醉酒者，或低血糖患者食用。

忌 糖尿病、肥胖者忌食，高脂血症患者不宜多食，平素痰湿偏重者忌食。

食物相宜相克

相宜食物 / 白糖 + 红小豆 = 预防贫血　　白糖 + 番茄 = 治疗脾胃虚弱

相克食物 / 白糖 + 茶叶 = 影响茶叶功效的发挥

咖啡 kafei

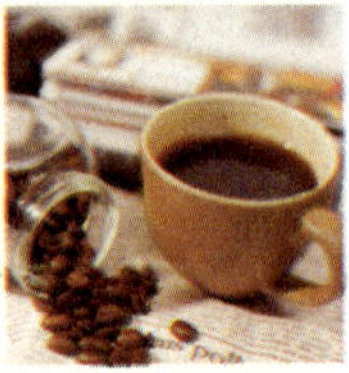

- **适用人群** / 水肿型肥胖、气喘患者
- **不适用人群** / 心血管疾病、肠胃疾病、骨质疏松患者

食用宜忌

宜 咖啡因具有扩张气管的作用，可以缓解气喘的发作。

忌 咖啡因会刺激心肌收缩，有心脏疾病的人尽量少喝或不喝；咖啡因会刺激胃酸分泌，会使人感到饥饿，患有胃炎、胃溃疡的人尽量不要喝咖啡。

食物相宜相克

相宜食物 / 咖啡 + 巧克力 = 疏解压力

相克食物 / 咖啡 + 菠菜 = 降低铁的吸收

茶 cha

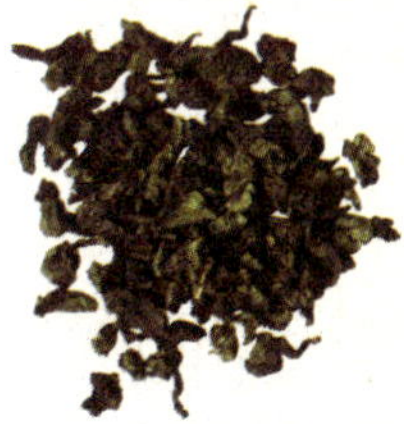

● **适用人群**／男女老少皆宜

● **不适用人群**／肾病、消化道溃疡、神经衰弱、心脏病患者，孕妇

食用宜忌

宜 餐后及吃水果前后适宜喝茶，吃生菜、肉时适宜搭配绿茶，减肥者宜在餐后饮用乌龙茶。

忌 肾病、消化道溃疡、心脏病患者不适宜喝茶，神经衰弱或易失眠者不宜喝茶，空腹、餐前或睡觉前均不宜喝茶。

啤酒 pijiu

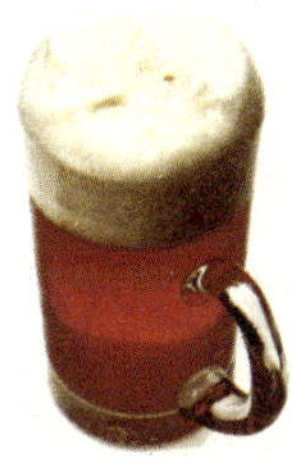

● **适用人群**／健康成年人

● **不适用人群**／糖尿病、腹泻患者，产妇，婴幼儿

烹调宜忌

宜 依照色泽分为三种。淡色啤酒：色泽金黄，口味淡爽，酒花香味突出。浓色啤酒：色泽红棕，口味醇厚，苦味较轻，麦芽香味浓。黑啤酒:深红棕乃至黑褐色，原麦汁浓度高、口味醇厚，麦芽香味突出。

食用宜忌

忌 不宜过量饮用啤酒，否则会使血铅量增高。另外，不宜在喝啤酒的同时吃烟熏食品。烟熏食品中含有机胺及因烹调而产生的多环芳烃、苯并芘和氨基酸衍生物。当饮酒过量而使血铅含量增高时，上述物质与其结合，可诱发消化道疾病，损害健康。

图书在版编目(CIP)数据

居家必备 养生必知的饮食宜忌/李宝珍编著.—太原：山西科学技术出版社，2015.5

(国医养生堂)

ISBN 978-7-5377-5078-3

Ⅰ.①居… Ⅱ.①李… Ⅲ.①忌口－基本知识 Ⅳ.①R2②R155

中国版本图书馆CIP数据核字（2015）第071162号

国医养生堂 居家必备 养生必知的饮食宜忌

出 版 人：张金柱　　文图编辑：冷寒风
作　　者：李宝珍　编著　　责任发行：阎文凯
出版策划：张金柱　　装帧设计：阮剑锋
责任编辑：薄九深　　美术编辑：王道琴

出版发行：山西出版传媒集团·山西科学技术出版社
地址：太原市建设南路21号　邮编：030012
编辑部电话：0351－4922134　0351－4922145
发行电话：0351－4922121
经　　销：各地新华书店
印　　刷：北京京都六环印刷厂
网　　址：www.sxkxjscbs.com
微　　信：sxkjcbs

开　　本：889毫米×1194毫米　1/32　印张：3
字　　数：80千字
版　　次：2015年5月第1版
印　　次：2015年5月第1次印刷
书　　号：ISBN 978-7-5377-5078-3
定　　价：12.00元